Nefrología

Conceptos básicos en atención primaria

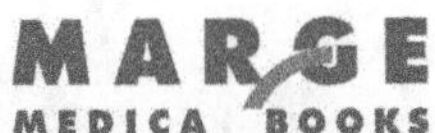

NEFROLOGÍA

Conceptos básicos en atención primaria

Coordinadores:
Dra. M.ª Teresa González Álvarez
Dr. Josep M.ª Mallafré i Anduig

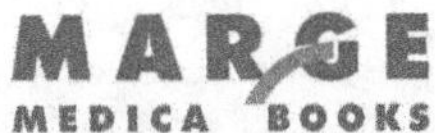

NEFROLOGÍA. CONCEPTOS BÁSICOS EN ATENCIÓN PRIMARIA
Coordinadores: Dra. M.ª Teresa González Álvarez, Dr. Josep M.ª Mallafré i Anduig

1.ª edición 2009
1.ª reimpresión 2010

© de esta edición: ICG Marge, SL

Edita: Marge Médica Books - Valencia, 558, ático 2.ª - 08026 Barcelona (España)
www.marge.es - Tel. +34-932 449 130 - Fax +34-932 310 865

Director editorial: Héctor Soler
Gestión editorial: Ana Soto, Laura Matos, Anna Palacios
Edición: David Soler, Sandra Martínez
Producción editorial: Miguel Ángel Roig
Colaboración técnica: Esther Solsona, Albert Roura
Compaginación: Mercedes Lara
Impresión: SA de Litografía (Badalona)

ISBN: 978-84-92442-44-7
Depósito Legal:

Índice

Autores

Yolanda Arce Terroba
Servicio de Anatomía Patológica
Fundació Puigvert
Barcelona

Carme Baliellas Comellas
Servicio Aparato Digestivo
Hospital Universitari de Bellvitge
L'Hospitalet de Llobregat
(Barcelona)

José Ballarín Castán
Servicio de Nefrología
Fundació Puigvert
Barcelona

Francesca Calero González-Nicolás
Servicio de Nefrología
Fundació Puigvert
Barcelona

Marta Carrera Plans
Servicio de Anatomía Patológica
Hospital Universitari de Bellvitge
L'Hospitalet de Llobregat
(Barcelona)

Teresa Casanovas Taltavull
Servicio Aparato Digestivo
Hospital Universitari de Bellvitge
L'Hospitalet de Llobregat
(Barcelona)

Aleix Cases Amenós
Servicio de Nefrología
Hospital Clínic
Universitat de Barcelona
Barcelona

Elisabet Coll Piera
Servicio de Nefrología
Fundació Puigvert
Barcelona

Silvia Collado Nieto
Servicio de Nefrología
Hospital del Mar
Barcelona

Montserrat Díaz Encarnación
Servicio de Nefrología
Fundació Puigvert
Barcelona

Jesús Egido de los Ríos
Servicio de Nefrología
e Hipertensión
Fundación Jiménez Díaz
Universidad Autónoma de Madrid
Madrid

Rosa Farré Riba
Servicio de Farmacia
Hospital de la Santa Creu i Sant Pau
Barcelona

Beatriz Fernández Fernández
Servicio de Nefrología
e Hipertensión
Fundación Jiménez Díaz
Universidad Autónoma de Madrid
Madrid

M.ª Dolors Forés García
Médico de Familia
Presidenta de la Societat Catalana
de Medicina Familiar
i Comunitària (CAMFiC)
Barcelona

Josep M. Galcerán Gui
Servicio de Nefrología
Fundación Althaia
Manresa (Barcelona)

M.ª Teresa González Álvarez
Servicio de Nefrología
Hospital Universitari de Bellvitge
Fundación Española de Diálisis
Barcelona

José Ibeas López
Servicio de Nefrología
Corporació Sanitaria Parc Taulí
Hospital de Sabadell
Sabadell
(Barcelona)

M.ª Jesús Lloret Cora
Servicio de Nefrología
Fundació Puigvert
Barcelona

Josep M.ª Mallafré i Anduig
Servicio de Nefrología
Hospital de Sant Joan Despí -
Moisès Broggi
Sant Joan Despí (Barcelona)

Helena Marco Rusiñol
Servicio de Nefrología
Fundació Puigvert
Barcelona

Catalina Martín Cleary
Servicio de Nefrología
e Hipertensión
Fundación Jiménez Díaz
Universidad Autónoma de Madrid
Madrid

Alberto Martínez-Castelao
Servicio de Nefrología
Hospital Universitari de Bellvitge
IDIBELL
L'Hospitalet de Llobregat
(Barcelona)

Isabel Martínez Fernández
Servicio de Nefrología
Hospital de Galdakao
Bilbao

Carmen Mora Fernández
Servicio de Nefrología y Unidad
de Investigación
Hospital Universitario Nuestra
Señora de Candelaria
Santa Cruz de Tenerife

Francesc Moreso Mateos
Servicio de Nefrología
Hospital Universitari Vall d'Hebron
Barcelona

Juan Navarro González
Servicio de Nefrología y Unidad
de Investigación
Hospital Universitario Nuestra
Señora de Candelaria
Santa Cruz de Tenerife

Alberto Ortiz Arduan
Servicio de Nefrología e Hipertensión
Fundación Jiménez Díaz
Universidad Autónoma de Madrid
Madrid

José Portolés Pérez
Servicio de Nefrología
Hospital Universitario Fundación
Alcorcón
Madrid

Rosa Ramos Sánchez
Servicio de Nefrología
Hospital Universitari Vall d'Hebron
Barcelona

Ferran Rousaud Barón
Servicio de Nefro-Urología
Fundació Puigvert
Barcelona

M.ª Pilar Ruiz Valverde
Servicio de Nefrología
Hospital de Sant Joan Despí -
Moisès Broggi
Sant Joan Despí (Barcelona)

Daniel Serón Micas
Servicio de Nefrología
Hospital Universitari Vall d'Hebron
Barcelona

Roser Torra Balcells
Enfermedades Renales
Hereditarias
Servicio de Nefrología
Fundació Puigvert
Barcelona

Martí Vallés Prats
Servicio de Nefrología
Hospital Universitario Doctor
Josep Trueta
Girona

Prólogo

Como médico de familia y presidenta de la CAMFiC, he de agradecer que los editores de este libro (buenos compañeros de mis épocas de estudiante y residente) hayan pensando en mí para prologarlo. Y también agradezco que lo hayan escrito. Si bien es cierto que las patologías nefrológicas no son las que más a menudo vemos en nuestras consultas de atención primaria, también lo es que este texto viene a cubrir un vacío editorial que era necesario llenar.

Los autores de este manual han logrado concentrar en sus páginas la información más útil y necesaria para un médico de familia que tenga que realizar tanto un primer diagnóstico como un seguimiento de un paciente con enfermedad renal. No podemos obviar que la enfermedad renal crónica (ERC) es hoy día un problema de salud pública en nuestra sociedad; problema que tiende a incrementarse, debido a la mayor esperanza de vida de la población, así como al aumento de personas diabéticas o hipertensas, principales causas de esta enfermedad.

Aunque el paciente afectado de ERC es atendido en el ámbito hospitalario, el primer diagnóstico suele realizarlo su médico de familia, quien también desempeñará un destacado papel en el seguimiento de la enfermedad y de las complicaciones que ésta pueda acarrear. La pronta detección de la patología puede retardar o evitar el deterioro último de la función renal y los problema cardiovasculares asociados a ella. De ahí que mis compañeros de especialidad hallarán de gran utilidad las orientaciones que este libro pone a su alcance.

No quiero dejar de señalar que, además, esta obra está avalada por el prestigio de los nefrólogos que la han escrito y que los impulsores de esta buena idea son compañeros de ejercicio en Cataluña. Le auguro a la presente publicación una buena acogida y un largo recorrido.

DOLORS FORÉS GARCÍA
Médico de familia
Presidenta de la Societat Catalana
de Medicina Familiar i Comunitària
(CAMFiC)

Introducción

El objetivo que nos hemos marcado con la elaboración de este libro es ofrecer unos conocimientos básicos de la especialidad en la medicina de asistencia primaria. Actualmente, existen varios tratados de nefrología para especialistas, así como múltiples trabajos que valoran los diferentes apartados de la especialidad: diálisis, patología glomerular, trasplante, etcétera. Sin embargo, no tenemos conocimiento de la existencia de un texto que aspire a ser un manual de nefrología, dirigido básicamente a los especialistas de medicina primaria.

Este texto pretende contribuir a establecer una conexión entre la nefrología, especialidad inicialmente de ámbito hospitalario, y la mencionada medicina primaria. Hoy en día, la Administración y las dos especialidades están creando un sistema de funcionamiento para procurar una mejor atención al paciente con patología renal. Este libro tiene como objeto principal este acercamiento.

En un índice global, en el que están incluidos los aspectos básicos de la especialidad, insignes nefrólogos de España han desarrollado su apartado de manera clara y sintética. Es difícil ofrecer los conceptos fundamentales de los diferentes temas en un escrito limitado, pero creemos que los autores lo han conseguido.

En este libro no hay ningún capítulo dedicado a la hipertensión arterial de manera general. Solamente se valora la patología en el embarazo. Creemos que existen actualmente diversos tratados sobre el tema. No se ha considerado oportuno analizar una temática tan extensa en un libro que pretende ser un manual de nefrología.

Confiamos en que la presente obra sea una ayuda en la práctica diaria y que contribuya a aumentar los conocimientos en nefrología, tanto de los especialistas en medicina primaria –a quienes va dirigido este texto– como de todos aquellos profesionales que estén interesados en la especialidad.

Los que hemos dirigido este manual nos sentimos halagados por la colaboración que hemos recibido por parte de los diferentes autores. Nuestro agradecimiento a todos ellos.

DRA. M. T. GONZÁLEZ ÁLVAREZ
Médico Adjunto del Servicio de Nefrología
Hospital Universitari de Bellvitge
Presidenta de la Fundación Española de Diálisis
Barcelona

DR. J. M. MALLAFRÉ I ANDUIG
Jefe del Servicio de Nefrología
Hospital de Sant Joan Despí -
Moisès Broggi
Sant Joan Despí (Barcelona)

Capítulo 1
Anatomía y patología renal

Dra. M. Carrera Plans

1 Anatomía e histología[1]

Los riñones elaboran un litro y medio de orina diaria mediante filtración de plasma sanguíneo en los glomérulos localizados, predominantemente, en la zona cortical del órgano. Los túbulos completan el proceso mediante reabsorción y secreción de los compuestos del plasma. Los glomérulos reciben la sangre arterial por ramificación de la arteria renal principal y, después de la filtración, la sangre se distribuye por los capilares intersticiales e irriga los túbulos. Una gran parte de éstos se localiza fuera de la cortical, en la médula (véase la figura 1, A).

La patología renal afecta a todas las estructuras renales. Las alteraciones glomerulares producen las glomerulonefritis. Si la lesión predomina en los túbulos y en el intersticio, da lugar a nefropatías tubulointersticiales. Si predomina en los vasos, origina nefropatías vasculares.

2 Anatomía patológica

2.1 *Glomerulonefritis*

2.1.1 *Histología glomerular*

Los glomérulos están compuestos por una red de capilares, revestidos interiormente por endotelio que tapiza una membrana basal recubierta en el exterior por células epiteliales o podocitos (epitelio visceral). La pared de estos capilares permite la «filtración» sanguínea al espacio urinario que los rodea. Dicho espacio se halla envuelto por una cápsula esférica (llamada cápsula de Bowman) de revestimiento interno epitelial (epitelio parietal). La cápsula de Bowman, que envuelve totalmente al glomérulo desde el punto de origen de los capilares (hilio

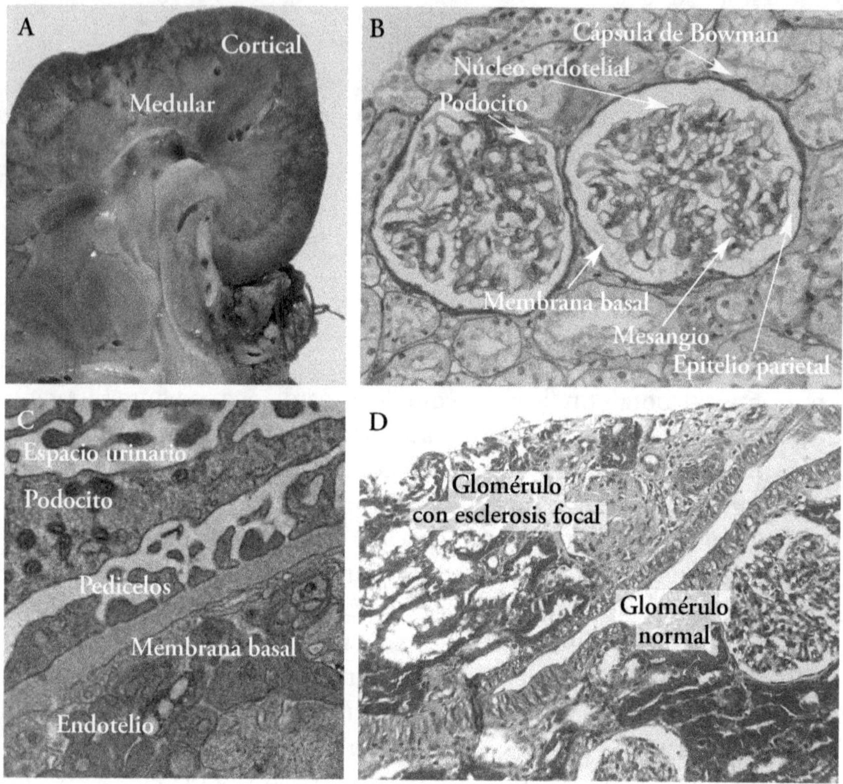

Figura 1. (A) *Sección frontal del riñón. La fijación incompleta por el formol delimita cortical y medular.* (B) *Localización de las diferentes estructuras en el glomérulo.* (C) *Microscopia electrónica: pared de un capilar glomerular.* (D) *Esclerosis focal y segmentaria: un glomérulo parcialmente esclerosado y otro normal.*

glomerular), se continúa con el túbulo colector recubierto por el epitelio tubular.

Dentro del glomérulo identificamos varias estructuras (véase la figura 1, B):

- Mesangio: eje alrededor del cual se distribuyen los capilares a partir de la entrada del vaso sanguíneo aferente a la cápsula de Bowman.
- Endotelio de los capilares que forma una lámina fenestrada y que recubre la luz capilar, asentándose sobre la membrana basal capilar.
- Membrana basal capilar formada, principalmente, por colágeno tipo IV.

– Epitelio visceral o podocitos (para distinguirlas de las células epiteliales de la cápsula de Bowman o parietales) que recubre la vertiente externa no endotelial de la membrana basal (véase la figura 1, C).

La patología de las enfermedades glomerulares puede clasificarse en tres grupos de enfermedades: primitivas, sistémicas y hereditarias. La ordenación de cualquier lesión histológica dentro de uno de ellos es, prácticamente, imposible sin la correlación anatomoclínica.

2.1.2 Requisitos de la biopsia renal[2]

La proteinuria elevada y el síndrome nefrótico son prácticamente sinónimo de glomerulopatía, pero para poder definir el tipo de alteración de cada caso es necesario practicar la biopsia renal.

Esta prueba debe contener diez glomérulos como mínimo para que pueda valorarse el grado de daño glomerular y el del conjunto del riñón. El examen histológico convencional proporciona a primera vista una información pronóstica importante: la intensidad de la lesión y su cronicidad. En el daño glomerular distinguimos:

– Alteraciones glomerulares reversibles como la proliferación celular y los depósitos fibrinoides.
– Alteraciones glomerulares difícilmente reversibles y con tendencia a evolucionar hacia la esclerosis como la fibrosis, la hialinosis y la necrosis fibrinoide.

En cualquier glomerulopatía, siempre veremos un grado de afectación tubulointersticial acompañante y, generalmente, proporcional a la lesión glomerular. Estas lesiones son:

– Alteraciones tubulointersticiales de tipo agudo como el infiltrado inflamatorio, el edema y la necrosis tubular.
– Alteraciones tubulointersticiales de tipo crónico como la fibrosis y la esclerosis.

La demostración o ausencia de depósitos de inmunoglobulinas o complemento por inmunofluorescencia (IF) ayuda a definir el diagnóstico morfológico, pero no diferencia entre glomerulopatías de enfermedades sistémicas, primitivas o hereditarias. Toda biopsia renal debe contar con este examen para establecer un diagnóstico, por lo que debe congelarse siempre una parte de la muestra que contenga glomérulos.

La microscopia electrónica (ME) ayuda a establecer el diagnóstico; por ello, es aconsejable obtener en toda ocasión una pequeña muestra en fijador para ME y procesarla en caso de que sea necesario.

2.1.3   *Tipos de lesiones glomerulares*

Los diagnósticos morfológicos de la patología glomerular más frecuente se dividen en dos grupos, según la presencia o ausencia de depósitos de inmunoglobulinas y complemento.

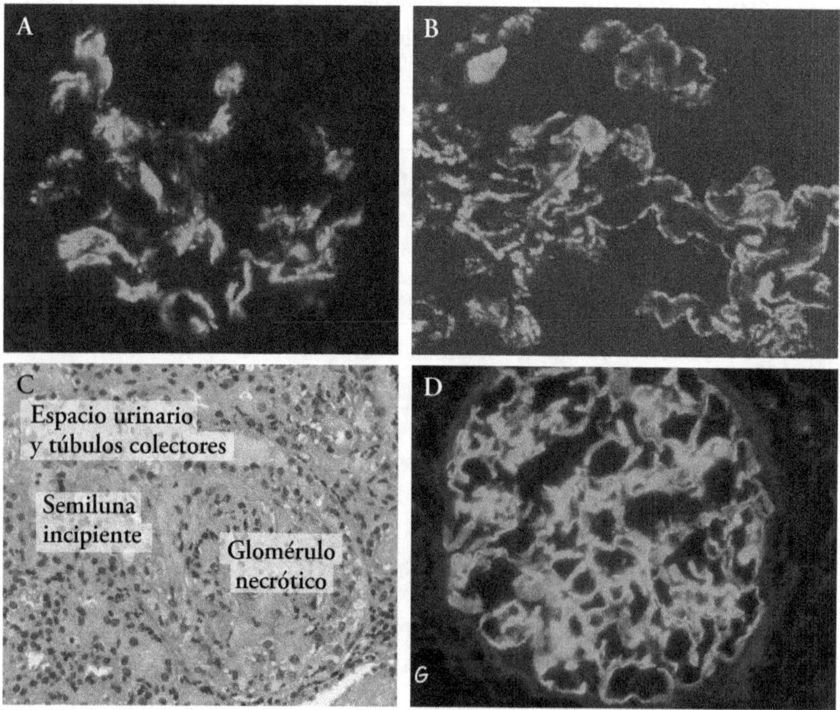

Figura 2. (A) *Depósitos mesangiales de IgA (inmunofluorescencia).* (B) *Glomerulonefritis membranosa.* (C) *Glomérulo necrótico con contenido hemático en el espacio urinario y túbulos colectores.* (D) *Depósitos lineales de IgG en la enfermedad por anticuerpos antimembrana basal.*

2.1.3.1 Inmunonegativas, sin depósitos en la IF, o poco específicos

- Glomerulopatía por lesiones mínimas (LGM): IF negativa.
- Esclerosis focal y segmentaria (EGFS): IF poco específica, focal y segmentaria.
- Glomerulonefritis necrotizante o con semilunas o pauciinmune: IF negativa excepto el fibrinógeno.

2.1.3.2 Inmunopositivas, con depósitos en la IF

- Glomerulonefritis por depósitos mesangiales de inmunoglobulina A (IgAM); membranosa (GM), IF parietal en pequeños grumos subepiteliales (extramembranosos).
- Glomerulonefritis postinfecciosa (antigua glomerulonefritis aguda postestreptocócica).
- Glomerulonefritis membranoproliferativa (GMP).
- Glomerulonefritis por anticuerpos antimembrana basal (GAM): depósitos lineales siguiendo el contorno de la membrana basal (véase la figura 2, D).

2.1.4 Correlación clínico-patológica

2.1.4.1 Síndrome nefrótico (SN): LGM y EGFS

Este síndrome puede presentarse en todos los tipos histológicos de patología glomerular mencionados, aunque los primeros que descartamos son las LGM y la EGFS,[3] sobre todo si se trata de un síndrome nefrótico puro. A continuación, sigue en frecuencia la GM. En adultos es importante tener en cuenta, además, dos enfermedades sistémicas: la diabetes y la amiloidosis. En ambos casos, la proteinuria puede manifestarse aisladamente sin hematuria ni hipertensión y con escasa insuficiencia renal, por lo que se puede establecer el diagnóstico clínico de proteinuria aislada y, más raramente, síndrome nefrótico puro.

Cualquier biopsia de síndrome nefrótico puede mostrar alteraciones tubulointersticiales de tipo agudo con infiltrado inflamatorio, o de tipo crónico con fibrosis. Las LGM con infiltrado inflamatorio intersticial con eosinófilos, por ejemplo, se han demostrado ocasionalmente relacionadas a la toma de algún fármaco, AINEs entre ellos.

Dentro del síndrome nefrótico puro (sin hematuria ni insuficiencia renal), la glomerulopatía por LGM y la EGFS son los diagnósticos más frecuentes. La patogenia inmunitaria de las LGM se relaciona con la inmunidad celular. La patogenia de la EGFS es más compleja, ya que esta lesión puede asociarse a un estadio evolutivo avanzado de la mayor parte de las glomerulonefritis. La EGFS primaria (véase la figura 1, D) se relaciona, a su vez, con diferentes mecanismos patogénicos y, en los últimos años, se resalta la importancia de un subtipo histológico «colapsante» que puede asociarse a infección por parvovirus B19 y VIH, así como a algún fármaco como el pamidronato. En cualquier caso, la EGFS tiene un pronóstico que viene señalado, en gran parte, por la intensidad de las alteraciones esclerosantes, glomerulares y tubulointersticiales. Estas últimas tienen gran valor para sospechar histológicamente la EGFS en biopsias sin alteraciones glomerulares específicas.

La LGM recidivante y resistente al tratamiento puede conducir a insuficiencia renal terminal (IRT) en alguna ocasión. En su evolución histológica suele observarse una EGFS. Es imposible descartar histológicamente una EGFS desde el inicio en muchos de estos casos. La ausencia de lesiones glomerulares de esclerosis focal y segmentaria puede ser debida a una representación insuficiente de la lesión en la biopsia.

El síndrome nefrótico del recién nacido hasta los seis meses de edad (llamado también congénito), así como el síndrome nefrótico infantil se caracterizan por la menor incidencia de enfermedades sistémicas y por una patología en la que predominan las LGM y la EGFS. Ambas lesiones se presentan como tales desde el inicio de la enfermedad, pero al igual que en adultos, algunos casos de LGM de mala evolución pueden acabar en EGFS.

2.1.4.2   Proteinuria/hematuria y proteinuria

- IgA mesangial (IgAM): la glomerulonefritis-inmunopositiva más frecuente en adultos es la que cursa con depósitos de IgA mesangiales (véase la figura 2-A). Es característica la presentación con hematuria y proteinuria, sin período de latencia después de un cuadro infeccioso. Además de los depósitos de IgA mesagiales, tiene cierta tendencia a presentar proliferación celular o necrosis del glomérulo, en general, afectando a pocos glomérulos (focal) y a un pe-

queño segmento del glomérulo (segmentaria). La recidiva es frecuente en los pacientes que requieren un trasplante. Estas alteraciones morfológicas y de IF son superponibles a las que se observan en la afectación renal de la púrpura de Schoenlein-Henoch.
– Glomerulonefritis-membranosa (GM): es una causa de síndrome nefrótico generalmente puro que puede aparecer a cualquier edad. Sus alteraciones en la IF son patognomónicas. Los depósitos de IgG y complemento de tamaño muy pequeño se localizan, exclusivamente, en la vertiente externa de la membrana basal de los capilares glomerulares, dándole una morfología muy característica (véase la figura 2, B).

2.1.4.3 Lesiones glomerulares asociadas a enfermedades sistémicas

El lupus eritematoso sistémico puede presentar todos los tipos de alteraciones glomerulares y, característicamente, muestra depósitos de C1q en la inmunofluorescencia.

La diabetes y la amiloidosis, ya mencionadas, y el mieloma y las gammapatías son otros diagnósticos que deben tenerse en cuenta en la patología glomerular de adultos, ya que presentan alteraciones variadas más inespecíficas cuando están en fases avanzadas.

La amiloidosis puede subclasificarse por la composición de sus fibrillas. Las más frecuentes son: la primaria, con fibrillas del tipo AL, que se asocia a discrasia de células plasmáticas (manifestada o no clínicamente); y la sistémica reactiva o AA (antes referida como secundaria), porque se produce asociada a una afección inflamatoria. Otras formas más infrecuentes son la amiloidosis producida por depósitos de transtiretrina y de β2 microglobulina, esta última asociada a hemodiálisis.

2.1.4.4 La necrosis en las glomerulopatías

Como consecuencia directa de la necrosis del glomérulo (véase la figura 2, C), la extravasación de sangre provoca una reacción celular proliferativa epitelioide en la cápsula de Bowman.[4] Dicha proliferación, con desestructuración del glomérulo, puede borrar totalmente su estructura, pero habitualmente se distribuye en la periferia del glomérulo en forma de semiluna. En lesiones pequeñas, se observa una sinequia o adherencia del glomérulo a la cápsula de Bowman que se describe como afectación segmentaria o reacción extracapilar segmentaria.

Casi todos los tipos de alteraciones glomerulares con depósitos de inmunocomplejos pueden presentar lesiones necrotizantes acompañantes, generalmente, focales y segmentarias. En caso de ausencia de depósitos en la inmunofluorescencia, debe descartarse siempre una hipertensión maligna y sobre todo una vasculitis.

En la actualidad, la detección de anticuerpos de tipo anticuerpos anticitoplasma del neutrófilo (ANCA) permite el diagnóstico de vasculitis en casos con escasa destrucción arterial y arteriolar, pero con afectación de los capilares glomerulares (glomerulonefritis pauciinmunes). Muchas de ellas presentan estructuras vasculares bien conservadas y afectación del glomérulo y del espacio tubulointersticial por necrosis y exudado inflamatorio.

La necrosis glomerular nos señala una alteración irreversible y reciente. Su valor pronóstico depende de su extensión. El porcentaje de glomérulos lesionados es un índice aceptado para valorar el pronóstico de estas glomerulonefritis y su evolución hacia la insuficiencia renal de forma rápidamente progresiva. El porcentaje de glomérulos fibróticos es otro índice pronóstico cuando estas lesiones se convierten en crónicas.

2.2 Nefropatías vasculares

2.2.1 Vasculitis, microangiopatías[5]

La mayor parte de vasculitis se presentan como enfermedades renales agudas y con afectación glomerular, al igual que las enfermedades que cursan con el síndrome hemolítico y urémico (SHU). En las nefropatías vasculares crónicas suele producirse una evolución solapada, que se manifiesta predominantemente por las elevadas cifras de tensión arterial.

El substrato morfológico de las vasculitis es la necrosis vascular y glomerular, el del SHU es la microangiopatía trombótica. La principal diferencia morfológica entre ambas es la conservación de la estructura de las capas de los vasos en la microangiopatía y el menor tamaño de los vasos afectados. La microangiopatía afecta a arterias pequeñas y arteriolas. Las vasculitis pueden afectar a vasos de muy distintos calibres. La hipertensión maligna puede simular lesiones superponibles a ambas, en vasos pequeños, y también necrosis del glomérulo. En pacientes adultos, las alteraciones renales microangiopáticas pueden ser producidas en el curso de la esclerosis sistémica.

2.2.2 Hipertensión

La hipertensión arterial puede acompañar a cualquier enfermedad renal y ser causa de diversas alteraciones: en el caso de hipertensión de larga evolución, a través de la nefroangioesclerosis; y en el caso de la hipertensión maligna, mediante la necrosis del glomérulo. El daño de la nefroangioesclerosis se manifiesta, sobre todo, en las arterias medianas y pequeñas a través de la laminación intimal y en las arteriolas a través de la hialinosis arteriolar. En ambos casos, estas alteraciones vasculares se acompañan de lesiones de fibrosis tubulointersticiales proporcionales.

La necrosis arterial no es una lesión específica y obliga a descartar hipertensión maligna y vasculitis. Tampoco es específica la hialinosis arteriolar, que es también muy característica de la diabetes.

2.3 Nefropatías tubulointersticiales

2.3.1 Necrosis tubular

Esta patología produce la pérdida de la función renal. En general, la lesión observada en el microscopio óptico no se correlaciona con la gravedad de la insuficiencia renal. La necrosis tubular aguda es una lesión parcheada, focal y potencialmente reversible. La morfología de la necrosis tubular, habitualmente, consiste en: aumento de las luces tubulares por desprendimiento y atrofia de las células tubulares; vacuolización citoplásmica y, sobre todo, presencia de fragmentos de citoplasma y células en la luz tubular que pueden llegan a formar pequeñas calcificaciones intratubulares. Asimismo, pueden observarse signos regenerativos como mitosis o pseudoestratificación de las células tubulares. La destrucción de los túbulos se acompaña de respuesta inflamatoria intersticial. Sus causas más frecuentes son la isquemia y la toxicidad sobre las células tubulares. Puede ser causa de isquemia una hemorragia o el descenso de tensión arterial, pero también el bloqueo de la sangre arterial en los glomérulos en el caso de lesiones glomerulares severas. Existen múltiples causas de toxicidad tubular renal que producen alteraciones morfológicas inespecíficas, por ejemplo: los contrastes yodados y algunos fármacos (como la gentamicina). Las alteraciones tóxicas afectan sobre todo a los túbulos proximales al glomérulo.

2.3.2   *Nefritis tubulointersticial*

Esta patología puede ser primaria (por infección directa por vía hematógena, urinaria y autoinmune) o secundaria a afectación glomerular y vascular, así como metabólica (igual que en la diabetes). En los estadios iniciales de las nefritis tubulointersticiales primarias se observa ausencia de afectación glomerular, pero en estadios avanzados la afectación se extiende a todo el parénquima. La presentación más frecuente en nefropatías tubulointersticiales secundarias es la forma crónica con fibrosis del intersticio y atrofia de los túbulos. En los casos agudos su histología depende de la etiología con edema, infiltrado inflamatorio, granulomas, etcétera. La afectación tubulointersticial es un factor pronóstico importante en la evolución clínica de todas las causas de patología renal.

La pielonefritis es una nefritis tubulointersticial que afecta a la pelvis renal y al parénquima. En general, está causada por gérmenes y, muy frecuentemente, aparece asociada a alteraciones del flujo urinario en la vía urinaria, como es el caso de las litiasis o el reflujo vesicoureteral.

Aunque no son específicos, los cilindros tubulares formados por polinucleares acompañan a infecciones ascendentes. La obstrucción del flujo urinario puede producir cilindros de proteína de Tam Horsfall muy patentes, junto a dilatación de los túbulos que puede llegar a repercutir hasta la cápsula de Bowman.

BIBLIOGRAFÍA

1. Alpers Ch E. Patología estructural y funcional. Robbins y Cotran. Saunders, ELSEVIER 2005; 960.

2. Jennette AJ Ch. Heptinstall's pathology of the kidney, LWW 2007; 6: 99.

3. D'Agati VD y col. Non-neoplastic kidney diseases ARP and AFIP 2005; 105.

4. D'Agati VD y col. Non-neoplastic kidney diseases ARP and AFIP 2005; 395.

5. Alpers Ch E. Patología estructural y funcional. Robbins y Cotran. Saunders, ELSEVIER 2005; 1011-015.

Capítulo 2
Fisiología renal. Conceptos básicos

Dra. C. Martín Cleary, Dra. B. Fernández Fernández,
Dr. J. Egido de los Ríos

1 Introducción

El riñón es un órgano versátil que regula muchos procesos de nuestro organismo. En este capítulo se intentará exponer el mecanismo de sus funciones básicas; éstas incluyen:

- La regulación de la presión arterial.
- La excreción de sustancias de desecho y sustancias químicas extrañas por medio de la formación de orina.
- La regulación del equilibrio hídrico y electrolítico, así como la osmolaridad de líquido corporal.
- La regulación del equilibrio ácido-base.
- La secreción, metabolismo y excreción de hormonas.

2 La filtración glomerular

El filtrado glomerular (FG) en un adulto sano es de, aproximadamente, 125 ml/min, lo que supone el 20 % del flujo plasmático renal. El FG depende del equilibrio entre las fuerzas hidrostáticas y coloidosmóticas que actúan a través de la barrera de ultrafiltración y, por otro lado, del coeficiente de ultrafiltración (Kf) de esta misma barrera. Recordemos que la barrera de ultrafiltración es el conjunto formado por el endotelio fenestrado del capilar, la capa epitelial formada por los podocitos y las membranas basales de ambas estructuras. El Kf representa las características ultraestructurales de la barrera de ultrafiltración, cuya estructura hace que el paso de los solutos se restrinja en función de su tamaño y de su carga eléctrica, de tal forma que las moléculas menores de 18 A se filtran libremente y las mayores de 45 A no se filtran en absoluto. Además, las moléculas aniónicas se filtran más fácilmente que las catiónicas. Por ello, no hay proteínas plasmáticas presentes en el filtrado glomerular, ya que son moléculas catiónicas y de gran tamaño. El límite de la proteinuria fisiológica es 150 mg al día; el 50 % es albúmina que, al ser pequeña y aniónica, puede pasar la barrera; el restante 50 % está formado por proteínas tubulares y del tracto urinario.

3   Autorregulación renal

El riñón sano recibe alrededor de 1.200 ml/min de sangre. Es el órgano que recibe el mayor flujo sanguíneo de todo el cuerpo, ya que tiene que realizar el ultrafiltrado del plasma para la formación de la orina. El riñón es capaz de mantener su flujo sanguíneo y el FG relativamente constantes, a pesar de las variaciones de la presión arterial sistémica. Esta capacidad se denomina autorregulación del flujo renal.

La autorregulación del FG se realiza mediante dos vías:

1. Por un sistema de retroalimentación que acopla los cambios en la concentración del sodio y que alcanza a la mácula densa, influyendo sobre la resistencia arteriolar renal.
2. Variando el flujo sanguíneo renal.

Cuando ambos mecanismos actúan juntos, el FG varía mínimamente, a pesar de que aparezcan grandes variaciones en la presión arterial.

Si se reduce la cantidad de sodio que alcanza el aparato yuxtamedular y la mácula densa, se producen dos fenómenos: se dilata la arteriola aferente y aumenta la liberación de renina. La renina es una enzima que cataboliza el paso de angiotensinógeno a angiotensina I, que se convierte, a su vez, en angiotensina II por medio de la enzima convertidora de angiotensina. La angiotensina II es un potente vasoconstrictor de la arteriola eferente, por lo que aumenta la presión intraglomerular. Por tanto, la dilatación de la arteriola aferente y la constricción de la eferente consiguen normalizar el FG por juego de presiones y de las resistencias vasculares.

Por otro lado, hay mecanismos adaptativos en los túbulos renales que les permiten incrementar la reabsorción de agua y sodio cuando el FG aumenta, un fenómeno que se llama equilibrio glomerulotubular.

A pesar de estos mecanismos, los cambios de la presión arterial todavía ejercen efectos significativos sobre la excreción del agua y el sodio; a esto se denomina diuresis o natriuresis por presión, proceso que resulta crucial para la regulación del volumen del líquido extracelular y la presión arterial.

Existen otros factores que son capaces de variar el flujo sanguíneo renal y el FG, como son la ingesta elevada de proteínas y la glucemia elevada que puede darse en la diabetes mellitus descontrolada. Una dieta rica en proteínas o una glucemia mayor de la fisiológica pueden aumentar la reabsorción de los aminoácidos y de la glucosa en el túbulo proximal, estimulando una mayor reabsorción de sodio y agua. Al llegar una menor cantidad de sodio a la mácula densa, se desencadena la liberación de renina y la vasodilatación de la arteriola aferente, aumentando con ello el FG y el flujo sanguíneo renal.

4   ¿Cómo podemos medir el filtrado glomerular?

La forma más precisa sería utilizar una sustancia que se filtrara libremente por el glomérulo, pero que no fuera reabsorbida ni secretada por la nefrona. La inulina, un polisacárido de origen vegetal, es la sustancia que cumple estos requisitos; sin embargo, al no ser producida por el organismo, su medición exigiría la inyección de la misma a la circulación mediante una bomba de infusión, para conseguir concentraciones plasmáticas constantes.

En clínica se opta por utilizar la creatinina sérica y el aclaramiento de la creatinina como estimación de la filtración glomerular. La creatinina se produce continuamente por el metabolismo del músculo esquelético de manera casi constante y, por tanto, su producción depende de la masa muscular del paciente y de la cantidad de proteínas que incluya su dieta (véase la figura 1). Al ser su eliminación casi exclusivamente renal, el aumento de su concentración plasmática indica con gran probabilidad una disminución del FG. Sin embargo, el aclaramiento de creatinina tiende a sobrestimar el FG real, y además, requiere la obtención de la orina en un determinado tiempo (diuresis de 12 o 24 horas). En un varón la creatinina oscila entre 0,8 y 1,4 mg/dL; mientras que en la mujer se encuentra entre 0,5 y 1 mg/dL, ya que posee menos masa muscular. Por tanto, una creatinina de 1 mg/dL en un hombre puede corresponder a un FG de 120 ml/min, mientras que en

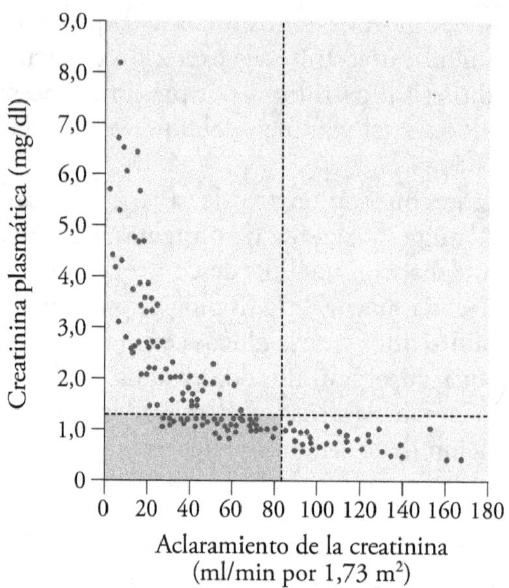

Figura 1. Relación entre creatinina plasmática y aclaramiento de la creatinina. Al ser su eliminación casi exclusivamente renal, el aumento de su concentración plasmática indica con gran probabilidad una disminución del FG.

una mujer puede significar cierto grado de insuficiencia renal (véase la figura 2). Además, hay que tener en cuenta que el FG disminuirá fisiológicamente con la edad por la disminución del número de nefronas. A partir de los cuarenta años, el FG disminuye aproximadamente 1 ml/min por año.

Dado que la producción y la eliminación de la creatinina es bastante constante, cada persona excreta una cantidad relativamente homogénea de creatinina en 24 horas: 20-25 mg/kg en hombres y 15-20 mg/kg en mujeres.

La excreción de creatinina = producción de creatinina × FG.

$$KCr = PCr \times FG.$$

Si la producción y la eliminación de creatinina son constantes, se puede estimar el aclaramiento de ésta sin necesidad de recoger diuresis de 24 horas. Para este fin, se han ideado varias fórmulas, entre ellas la ecuación de Cockcroft-Gault y la fórmula de *modification of diet in renal disease* (MDRD).

1. La ecuación de Cockcroft-Gault: tiene en cuenta la edad y el sexo.

$$\text{ClCr} = \frac{(140 - \text{edad}) \times \text{peso seco (sin edemas)}}{72 \times \text{PCr (mg/dL)}}$$

2. La ecuación de *modification of diet in renal disease* (MDRD) se estableció a partir de una muestra de 1.928 pacientes con enfermedad renal crónica.

$$\text{FG} = 186 \times \text{PCr} - 1{,}154 \times \text{edad} - 0{,}203.$$

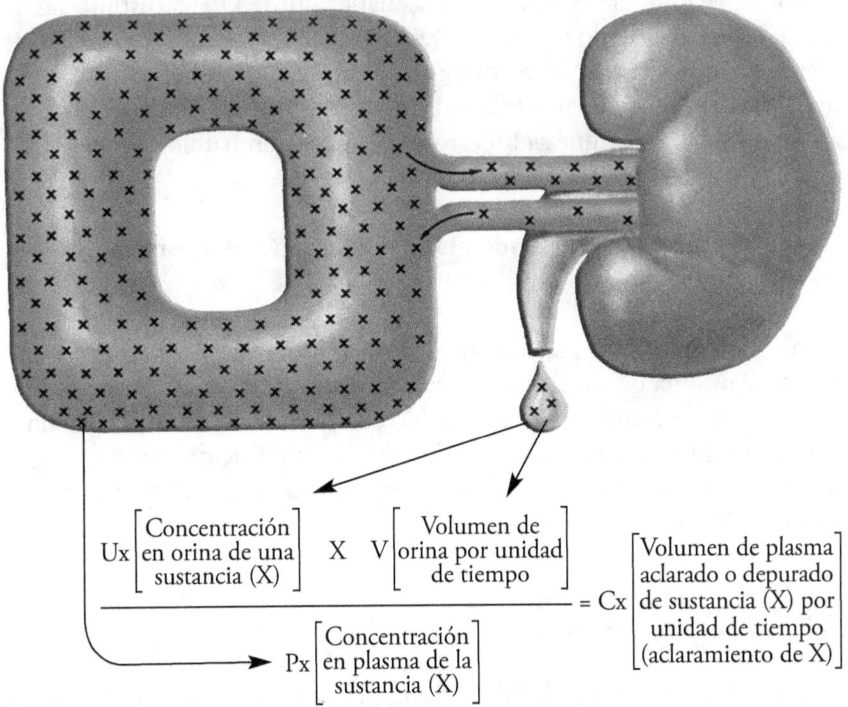

Figura 2. La creatinina se produce por el metabolismo del músculo esquelético de forma casi constante y, por tanto, su producción depende de la masa muscular del paciente, así como de la cantidad de proteínas que incluya su dieta.

Si el paciente es mujer, se debe multiplicar por 0,742.

Si el paciente es de raza negra, se debe multiplicar por 1,210.

Las limitaciones más importantes de estas fórmulas son que no tienen en cuenta aspectos fundamentales (como son la dieta y la masa muscular del paciente), ni se corrigen para situaciones en las que hay una alteración fisiológica del FG (como pueden ser el embarazo y la obesidad). Además, sobreestiman el FG cuando está por encima de 60 ml/min. El papel de estas ecuaciones es poder detectar de forma más precoz la enfermedad renal crónica, es decir, reconocerla en sus fases iniciales asintomáticas. De esta forma, se puede iniciar la modificación de hábitos, como son la dieta y el estilo de vida, además de concienciar al paciente de la importancia del control tensional y glucémico. Una detección precoz en atención primaria y una pronta remisión al nefrólogo es fundamental para el ralentizamiento de la enfermedad renal crónica y para la reducción del riesgo cardiovascular del paciente.

Las variaciones de la creatinina plasmática pueden tener distinto significado respecto al FG del paciente. En un sujeto joven, una variación aparentemente pequeña en la creatinina, de 1 a 1,5 o 2 mg/dL, puede suponer una gran disminución en el FG. Sin embargo, una creatinina de 1,5 en un anciano no tiene por qué significar una disminución patológica de su FG.

5   ¿Qué ocurre con el filtrado glomerular a través del sistema tubular de la nefrona?

Como resultado de la reabsorción y secreción que se produce en los túbulos, se origina un determinado volumen de orina cuyas características dependen de la composición del líquido extracelular. El riñón puede compensar posibles alteraciones hidroelectrolíticas producidas en otros órganos mediante su balance urinario, excretando las sustancias en exceso o reabsorbiéndolas en caso de déficit.

5.1   El túbulo proximal

Tiene una elevada capacidad de reabsorción pasiva y activa. En él se reabsorben dos terceras partes del agua, cloruro y sodio que se filtran en el glomérulo; además, hay que contar con la casi totalidad del bicarbonato, la glucosa y los aminoácidos filtrados.

El sodio también se reabsorbe mediante cotransporte en el túbulo proximal junto a la glucosa y los aminoácidos.

Ya que la reabsorción del agua va a la par que la del sodio, la osmolaridad del filtrado no varía con respecto al plasma: es isosmótico.

En el túbulo proximal también tiene lugar la secreción de fármacos y toxinas que deben eliminarse por la orina, así como los ácidos y bases orgánicos (sales biliares, por ejemplo) que son sustancias de desecho metabólicas.

5.2   El asa de Henle

Se divide en tres segmentos: rama descendente delgada, rama ascendente delgada y rama ascendente gruesa. Está rodeada de los vasos rectos y en su trayecto se adentra en la médula renal. Ésta posee un intersticio que contiene alta cantidad de solutos como NaCl y urea.

La rama descendente delgada es extremadamente permeable al agua y cuando ésta se va reabsorbiendo, el filtrado se vuelve hiperosmolar, con abundante contenido de Na+ y urea, como lo es el intersticio medular.

La rama ascendente delgada es completamente impermeable al agua. De esta manera, la tonicidad del contenido tubular en este segmento va disminuyendo, aunque persiste hipertónico.

La rama gruesa ascendente continúa siendo impermeable al agua, pero en ella existe transporte activo de Na+, K+ y Cl- hacia el interior de las células tubulares por medio del transportador Na-K-2Cl. Este cotransportador es el sitio de acción de la familia de diuréticos más potentes, los diuréticos del asa (furosemida y torasemida). La furosemida inhibe el cotransportador, y como consecuencia se elimina mayor cantidad de Na+, K+ y Cl-, que se acompaña de una mayor excreción de agua. El contenido tubular en este segmento se hace hipotónico con respecto al plasma.

5.3   Túbulo distal

Se divide en dos partes con funciones claramente distintas: el túbulo contorneado, que forma parte del aparato yuxtaglomerular, y su porción final, cuya función es similar a la del túbulo colector.

El túbulo contorneado distal es completamente impermeable al agua y reabsorbe con gran avidez el Na, K y Cl por medio de la proteína cotransportadora de Na-Cl. Los diuréticos tiacídicos inhiben el cotransportador Na-Cl, que extrae NaCl de la luz tubular hacia el interior celular. El contenido tubular se diluye y se vuelve aún más hipotónico.

5.4   Túbulo colector cortical y porción final del túbulo distal

Ambos segmentos tubulares tienen dos tipos de células: las principales y las intercaladas. Las primeras reabsorben sodio y agua de la luz tubular y secretan iones potasio a la luz. Son el lugar de acción de diuréticos ahorradores de potasio como la espironolactona, la eplerenona y la amilorida. Los antagonistas de la aldosterona compiten con ella en sus receptores e inhiben los efectos positivos de esta hormona sobre la reabsorción de sodio y la secreción de potasio; reduciendo, así, la excreción de potasio y actuando como diuréticos ahorradores del mismo. Las células intercaladas secretan hidrogeniones y reabsorben iones de bicarbonato y potasio por medio de la hidrógeno-ATPasa, una función esencial en la regulación ácido-base. Por otro lado, las membranas de estos segmentos son impermeables a la urea, aumentando su excreción en la orina.

La permeabilidad al agua está regulada por los niveles de la hormona antidiurética (ADH). En presencia de concentraciones altas de ADH, el túbulo colector y la porción distal del túbulo distal permanecen permeables al agua, mientras que en concentraciones bajas, son impermeables a ella. Esta característica es importante para la dilución o concentración de la orina.

5.5   Túbulo cortical medular

Es el lugar final del procesamiento de la orina. Al igual que en el túbulo colector cortical, la permeabilidad al agua está controlada por las concentraciones de ADH y se secretan hidrogeniones a la luz tubular.

6   La regulación hormonal de la reabsorción tubular controla la presión arterial y la composición del líquido extracelular

Para conseguir una regulación precisa de la composición de la orina y del líquido extracelular deben intervenir las siguientes hormonas: la hormona antidiurética (ADH), la aldosterona, la angiotensina II y el péptido natriurético atrial.

6.1　Sistema de retroalimentación osmorreceptor-ADH

Cuando existe un déficit de agua, la concentración plasmática del sodio (la osmolaridad plasmática) aumenta y las células osmorreceptoras del hipotálamo se contraen y envían señales nerviosas a los núcleos supraópticos y al tallo de la hipófisis. En el lóbulo posterior de ésta se encuentran las células cargadas de ADH, que se libera al torrente sanguíneo hasta los riñones. La ADH se une a los receptores V2 localizados en los túbulos distales y colectores, lo que genera la síntesis de unas proteínas llamadas acuaporinas-2 (canales de agua) y se produce una mayor reabsorción de agua. El efecto final de la ADH es diluir el plasma para disminuir la concentración plasmática del sodio y, por tanto, la osmolaridad plasmática.

Junto a los núcleos supraópticos hay otra zona de células nerviosas, que se denomina el centro de la sed, y que se estimula, al igual que la ADH, por el aumento de la osmolaridad plasmática. Es un mecanismo extremadamente sensible, de tal manera que cuando se da una variación de tan sólo 2 mEq/L del Na plasmático, se activa el centro de la sed, y obliga al organismo a la ingesta inmediata de agua.

La aldosterona es secretada por la corteza suprarrenal frente a estímulos como la hiperpotasemia, la activación del eje renina-angiontensina, y los niveles altos de hormona adrenocorticotropa (ACTH). Promueve la reabsorción de Na+ y la secreción de K+ estimulando la bomba ATPasa Na-K en las células del túbulo colector cortical.

La angiotensina II es, quizás, el estímulo más potente para la reabsorción de sodio del organismo. Otros estímulos que la aumentan son la pérdida de volumen extracelular, la presión arterial y la pérdida de sal y agua. Estos factores son detectados por el aparato yuxtaglomerular y, en respuesta a ellos, se libera renina, que genera la angiotensina II. Las funciones de la angiotensina II son:

- Aumentar la liberación de aldosterona, que estimula la reabsorción de sodio.
- Contraer las arteriolas eferentes para aumentar la reabsorción de sodio.
- Estimular directamente la reabsorción de sodio en el asa de Henle, los túbulos distales y los colectores a través de la ATPasa Na-K.

En las aurículas cardíacas existen células que, al distenderse por expansión plasmática, secretan el péptido natriurético atrial, capaz de inhibir la reabsorción de sodio y agua en los túbulos colectores, lo que hace aumentar la excreción de agua y normaliza la volemia.

El conocimiento de la fisiología renal facilitará la aplicación de los tratamientos más adecuados cuando existe una alteración de la misma.

BIBLIOGRAFÍA

1. Hernando Avedaño L. Nefrología clínica. 3.ª edición. España: Panamericana 2008.

2. Guyton. Conceptos básicos de fisiología médica. 11.ª edición. España: Elsevier 2006.

3. Brenner and Rector. The kidney. Fifth edition. USA. Saunders 1996.

Capítulo 3
Grandes síndromes en nefrología

Dra. B. Fernández Fernández, Dra. C. Martín Cleary,
Dr. A. Ortiz Arduan, Dr. J. Egido de los Ríos

1 Introducción

Independientemente de la etiología de la enfermedad renal, se conocen cinco grandes síndromes de presentación, teniendo en cuenta tanto la sintomatología como los hallazgos de laboratorio y la evolución temporal de la enfermedad renal (véase la tabla 1).

2 Síndrome nefrótico

Con este término conocemos la expresión de lesión glomerular caracterizada por proteinuria > 3,5 g / 24 h / 1,73 m^2 en adultos o 40 mg/h/m^2 en niños, acompañada de hipoalbuminemia (albúmina < 2,5 g/L), edemas, hipercolesterolemia e hipercoagulabilidad.

Es factor de mal pronóstico en la evolución de la enfermedad renal (excepto si el paciente tiene buena respuesta al tratamiento con corticoides).

2.1 Etiología

Existe una gran variedad de glomerulopatías que se manifiestan con la aparición del síndrome nefrótico.

Grandes síndromes nefrológicos	
– Síndrome nefrítico	– Fracaso renal agudo (FRA)
– Síndrome nefrótico (SN)	– Insuficiencia renal crónica (IRC)
– Alteraciones urinarias asintomáticas	

Tabla 1. Síndromes de presentación de la enfermedad renal.

La nefropatía por cambios mínimos es la causa predominante en niños menores de diez años, se trata con corticoides durante ocho semanas, sin necesidad de biopsia renal (reservada para casos resistentes o con complicaciones).

En adultos, la causa más frecuente es la nefropatía diabética. Otras causas de SN son: trastornos primarios como la enfermedad de cambios mínimos, glomerulosclerosis segmentaria y focal o nefropatía membranosa.

Una vez descartadas las causas secundarias se aconseja la biopsia renal.

2.2   Fisiopatología y clínica

La alteración de la barrera de filtración glomerular condiciona la aparición de:

- *Proteinuria glomerular:* aumento de filtración de macromoléculas a lo largo de la pared del capilar glomerular, principalmente albúmina.
- *Hipoalbuminemia:* descenso de albúmina plasmática, consecuencia de la pérdida renal de proteínas.
- *Edema:* desde zonas declives, periorbitaria o extremidades, hasta anasarca.
- *Hiperlipidemia y lipiduria:* aparece hipercolesterolemia e hipertrigliceridemia.
- *Hipoproteinemia:* disminución de la inmunoglobulina IgG, con resto normal, que induce susceptibilidad a infecciones por gérmenes encapsulados (peritonitis espontánea por neumococo y celulitis).
- *Tendencia a trombosis vascular* por hipercoagulabilidad.
- *Hipovolemia* en situación de hipoalbuminemia grave o tratamiento intensivo con diuréticos por disminución del volumen plasmático efectivo.
- *Malnutrición proteica* por proteinuria continuada y catabolismo renal de proteínas.

2.3   Diagnóstico

- *Anamnesis:* antecedentes, enfermedades sistémicas asociadas (DM, HTA, LES, vasculitis). Nefrotóxicos (AINEs, sales de oro), enfermedades infecciosas (VIH, VHC, faringoamigdalitis).

- *Exploración física:* situación hemodinámica e intensidad de los edemas.
- *Pruebas de laboratorio:*

  - Hemograma y bioquímica con albúmina, colesterol, triglicéridos, urea, creatinina e iones; proteinuria de veinticuatro horas (al menos dos determinaciones); aclaramiento de creatinina, iones en orina y sedimento urinario.
  - Pruebas específicas si hay sospecha clínica: complemento, anticuerpos antinucleares, anticuerpos anticitoplasma del neutrófilo (ANCA), proteinograma, anticuerpos de la hepatitis B, C y VIH.

- *Técnicas de imagen:* ecografía renal.
- *Biopsia renal:* diagnóstico de certeza de la patología de base si los datos disponibles no revelan una causa clara del SN.

2.4 Tratamiento

El tratamiento principal, en lo posible, es corregir la causa del SN, pero existen medidas generales para reducir las manifestaciones clínicas:

- Restricción de la sal a 2-4 g al día. Reposo en decúbito para favorecer la diuresis.
- Los IECAs o ARA2 reducen la proteinuria. Vigilar la posible aparición de hiperpotasemia secundaria.
- Diuréticos para disminuir los edemas, con precaución por riesgo de descenso del volumen circulante efectivo.
- Estatinas para el control de la hiperlipidemia.
- No hay acuerdo sobre la anticoagulación profiláctica. Se suele utilizar con heparina de bajo peso molecular o anticoagulación oral.

3 Síndrome nefrítico

Es una manifestación de inflamación glomerular definida por la aparición aguda de hematuria glomerular (macro o microscópica), oliguria, insuficiencia renal rápidamente progresiva y retención de agua y sal que provocan con frecuencia edemas y HTA. La proteinuria aparece en rango no nefrótico en la mayoría de ocasiones.

3.1   Etiología

Glomerulonefritis postestreptocócica: aparece de dos a tres semanas tras infección faríngea por estreptococo beta hemolítico grupo A, sobre todo en pacientes infantiles, aunque existen muchas otras infecciones que asocian la aparición del síndrome nefrítico.

Glomerulonefritis mesangiocapilar, mesangial o nefropatía IgA. Es la más frecuente cuando hay un cuadro infeccioso concomitante; éste es simultáneo o precede en 24 o 48 horas al síndrome nefrítico.

Enfermedades sistémicas como LES, S. Goodpasture, crioglobulinemia o vasculitis.

- El síndrome nefrítico puede ser manifestación de una glomerulonefritis rápidamente progresiva (GNRP), caracterizada por un deterioro progresivo y subagudo (días/semanas) de la función renal con signos de afectación glomerular.

3.2   Clínica

Los signos clínicos más frecuentes son:

- Hematuria: generalmente microscópica, sin coágulos y sin dolor.
- Hipertensión arterial y edemas por retención hidrosalina en el 75 % de los casos.
- Oliguria e insuficiencia renal: la anuria es poco frecuente, pero si persiste varios días, cabe sospechar GN rápidamente progresiva. Puede requerir diálisis.
- Signos de sobrecarga circulatoria: en pacientes infantiles provoca encefalopatía aguda, acompañada de confusión, cefalea o convulsiones. En adultos, insuficiencia cardíaca.

3.3   Diagnóstico

- Anamnesis: faringoamigdalitis de repetición, lesiones cutáneas, artralgias, hemoptisis, nefropatía previa, HTA, sordera y edemas.
- Pruebas de laboratorio:

- En hemograma: anemia. Bioquímica con creatinina elevada con urea desproporcionadamente aumentada.
- Pruebas específicas: antiestreptolisinas (ASLO) (respuesta de anticuerpos contra toxina estreptocócica, de siete a diez días tras infección por estreptococo), complemento, crioglobulinas, anticuerpos antinucleares (ANA), anticuerpos anticitoplasma del neutrófilo (ANCA), Ac antifosfolípidos, antiMBG.
- Sistemático de orina y proteinuria en 24 horas.

– Técnicas de imagen: ecografía renal, radiografía de tórax, ECG o ecocardiograma (búsqueda de focos infecciosos) y fondo de ojo (HTA no controlada o clínica neurológica).
– Biopsia renal: indicada si tras GN postestreptocócica persiste, a las dos semanas, insuficiencia renal u oliguria. También si el complemento C3 permanece bajo a las ocho semanas tras la infección o si persiste hematuria macroscópica.

3.4   Tratamiento

El tratamiento fisiopatológico con restricción de agua y sodio es la medida principal, mediante diuréticos de asa y antihipertensivos. Es necesario un diagnóstico correcto para iniciar tratamiento etiológico, pudiendo precisarse diálisis o plasmaféresis.

Son factores de mal pronóstico: la insuficiencia renal de inicio, la proteinuria persistente o el síndrome nefrótico acompañante y la edad avanzada del paciente.

4   Alteraciones urinarias asintomáticas

Este concepto se refiere al hallazgo de proteinuria o microhematuria en un análisis de orina.

4.2   Proteinuria

Excreción de proteínas en orina mayor de 150 mg/día. Puede ser en rango no nefrótico (< 3 g / 24 h) o rango nefrótico (> 3 g / 24 h). Puede existir:

- Proteinuria transitoria: en situación de estrés, ejercicio intenso o fiebre. Si aparece, conviene repetir el examen.
- Proteinuria ortostática: cuando el sujeto pasa de posición decúbito a bipedestación. Es más frecuente en adolescentes.
- Proteinuria persistente: sugiere enfermedad renal.

4.2.1   Proteinuria patológica

- Proteinuria glomerular: es selectiva, puesto que el 80 % se excreta como albúmina.
- Proteinuria tubular: enfermedades tubulares y algunas glomerulopatías primarias. El 10-20 % de la excreción es albúmina, el resto son proteínas de bajo peso molecular. No diagnosticable en la tira de orina.
- Proteinuria monoclonal: cadenas ligeras de inmunoglobulinas.

4.2.2   Evaluación inicial del paciente con proteinuria

- Antecedentes de DM, insuficiencia cardíaca, HTA o enfermedad renal previa.
- Análisis de orina, sedimento y proteinuria al menos en dos ocasiones. Si persiste proteinuria, determinar microalbuminuria y proteinuria en orina de veinticuatro horas. Si hay sospecha de proteinuria monoclonal se tienen que determinar las cadenas ligeras en orina o inmunoelectroforesis.
- Analítica plasma: creatinina, albúmina plasmática y proteínas totales, proteinograma en sangre y orina, otros parámetros que indiquen daño glomerular.
- Pruebas de imagen: ecografía renal.
- Biopsia renal: está indicada cuando aparecen signos de progresión de enfermedad renal, aumento de proteinuria, elevación de la creatinina plasmática y HTA.

4.3   Hematuria

Se define cuando existen dos o más hematíes por campo de gran aumento. Es común en sujetos jóvenes, aunque no siempre su presencia está relacionada con la enfermedad renal. En hombres mayores de cincuenta años, aproximadamente en el 10 % de los casos indica nefropatía o alteraciones en las vías urinarias.

4.3.1   Valoración de la hematuria aislada

- *Hematuria transitoria:* por ejercicio intenso, relaciones sexuales, traumatismos leves, menstruación o infección del tracto urinario.
- *Hematuria microscópica:* dos o más hematíes por campo que pueden ser uniformes, si el sangrado es extrarrenal; o dismórficos, si el sangrado procede del glomérulo renal (acantocitosis).

4.3.2   Etiología

En la tabla 2 se enumeran las causas más frecuentes de hematuria microscópica aislada glomerular y no glomerular, atendiendo a las diferentes edades.

Hematuria glomerular			
– Nefropatía IgA – Enfermedad de membrana fina (adelgazamiento de la membrana basal) – Otras glomerulonefritis			
Hematuria no glomerular			
Menores de 50 años		Mayores de 50 años	
Tracto urinario alto	Tracto urinario bajo	Tracto urinario alto	Tracto urinario bajo
– Nefrolitiasis – Pielonefritis aguda – Poliquistosis renal – Traumatismo renal – Necrosis papilar – Infarto renal	– Cistitis/prostatitis – Uretritis – Pólipos benignos uretrales – Carcinoma de vejiga – Carcinoma de próstata	– Nefrolitiasis – Carcinoma de células renales, pelvis renal o de células de transición – Poliquistosis renal – Pielonefritis aguda – Necrosis papilar – Infarto renal	– Cistitis/prostatitis – Carcinoma de vejiga – Carcinoma de próstata – Pólipos benignos vesicales

Tabla 2. Causas de hematuria.

4.3.3   Evaluación inicial del paciente con hematuria

- Historia clínica, antecedentes renales, historia de uropatía o infecciones urinarias de repetición.
- Pruebas de laboratorio:

  - Sedimento de orina con hematuria, repetir el test de orina; si persiste, realizar análisis microscópico para visualizar acantocitos o hematíes dismórficos; si hay hematuria y proteinuria asociada, se debe descartar enfermedad glomerular; si se constata hematuria sin proteinuria, cabe realizar controles periódicos.
  - Citología de orina (95 % de efectividad para detección de carcinoma vesical, pero no detecta carcinoma renal). Si la sospecha es elevada, repetir dos o tres veces la citología.
  - Urocultivo.
  - Pruebas de imagen: ecografía renal y de las vías urinarias.

- Biopsia renal: la hematuria, si no va acompañada de insuficiencia renal o proteinuria, no es indicación para realizar biopsia renal.

4.5   Conclusión

Muchos pacientes con enfermedad renal son asintomáticos y se pueden beneficiar de una aproximación diagnóstica mediante examen rutinario de orina, que es un procedimiento no invasivo y de gran rentabilidad en la evaluación de la enfermedad renal.

5   Fracaso renal agudo (FRA)

Deterioro inmediato de la función renal de base, potencialmente reversible, con descenso brusco del filtrado glomerular y aumento de los productos nitrogenados.

El FRA puede ser:

- Prerrenal: disminuye el flujo de sangre que llega al capilar glomerular sin daño estructural; su base es hemodinámica y es reversible

con el tratamiento adecuado. Se manifiesta con hipotensión arterial, taquicardia y sequedad de piel y mucosas.
- Renal: afectación del parénquima renal (glomerulos, túbulos, intersticio o vasos).

Entre las diferentes lesiones se incluye la necrosis tubular aguda (NTA), por necrosis y apoptosis de las células tubulares, que cursa en tres fases: inicio (exposición al tóxico); oligúrica (de una a tres semanas), y fase de recuperación (poliuria que precede a la normalización de la función renal).
- Postrenal u obstructivo: por obstrucción de la vía urinaria.

5.2 Alteraciones que definen el FRA

- *Disminución de la diuresis:* hasta el 50 % de los FRA son no oligúricos.
- *Elevación de la creatinina plasmática:* habitualmente, no se eleva por encima de 2,0 mg/dl hasta que el filtrado glomerular ha descendido a 40 ml/min.
- *Otras manifestaciones del FRA pueden ser:* sobrecarga de volumen con insuficiencia cardíaca e hiperhidratación, que suele acompañarse de hiponatremia, hiperpotasemia, acidosis metabólica y, si se prolonga, anemia.

5.3 El análisis de orina en el diagnóstico diferencial del FRA

Diversos parámetros permitirían diferenciar una FRA prerrenal de un FRA parenquimatoso tipo NTA, lo cual supone un problema clínico frecuente. No obstante, ninguno de ellos tiene un valor diferencial absoluto (véase la tabla 2). La excreción fraccional de sodio suele considerarse la más discriminativa. Los cilindros hemáticos, la hematuria o la proteinuria en valores destacables sugieren un origen glomerular.

5.4 Pruebas de imagen y valor de la biopsia renal

La ecografía renal es necesaria para descartar una uropatía obstructiva y puede diferenciar el FRA de la insuficiencia renal crónica. El eco-doppler permite estudiar la arteria renal.

La biopsia renal estaría indicada cuando no es posible filiar la causa del fracaso renal agudo parenquimatoso.

5.5   Tratamiento

Según la etiología podemos realizar un tratamiento específico, además de una serie de medidas generales destinadas a corregir el equilibrio hidroelectrolítico. Puede ser necesario además sustituir la función renal mediante diálisis o hemofiltración, en caso de sobrecarga hídrica, hiperpotasemia, acidosis metabólica severa, signos graves de uremia y persistencia o agravamiento del FRA, a pesar del tratamiento conservador.

6   Insuficiencia renal crónica (IRC)

Se denomina así a la pérdida gradual y progresiva de la capacidad de excretar los desechos nitrogenados, concentrar la orina y mantener la capacidad de homeostasis del medio interno por el riñón.

6.1   Clasificación de la enfermedad renal crónica

La ERC se divide en cinco estadios según la tasa de filtrado glomerular (FG):

- Estadio 1 FG ≥ 90 ml/min, en presencia de un marcador de lesión renal.
- Estadio 2 FG 60-89 ml/min y marcador de daño renal.
- Estadio 3 FG 30-59 ml/min.
- Estadio 4 FG 15-29 ml/min.
- Estadio 5 FG < 15 ml/min.

6.2   Etiología

En la tabla 3 se muestran las causas más frecuentes de insuficiencia renal crónica en el adulto.

Dato analítico	FRA parenquimatoso (NTA)	FRA funcional (prerrenal)
Osmolaridad urinaria (mOSm/kg/H_2O)	< 350	> 500
Densidad urinaria	< 1.015	> 1.018
Na orina (mEq/l)	> 30	< 10
Urea orina/plasma	< 5	> 1
Creatinina orina/plasma	< 20	> 40
Excreción fraccional de sodio (EFNa %)	> 1	< 1
Sedimento urinario	Cilindros granulosos	Cilindros hialinos

Tabla 3. Diagnóstico diferencial del FRA prerrenal y parenquimatoso.

6.3 Manifestaciones clínicas

Las enfermedades que producen IRC suelen manifestarse inicialmente a través de sus expresiones sistémicas (DM, HTA) o bien del síndrome de inicio.

Cuando el FG desciende entre el 25-30 % del FG normal, se producen manifestaciones iniciales de la uremia; las más frecuentes de ellas son:

- Digestivas: anorexia, vómitos matutinos, fetor urémico.
- Cardiovasculares: aterosclerosis generalizada, HTA, ACV, IAM.
- Cutáneas: prurito, calcificaciones subcutáneas, hematomas.
- Neurológicas: polineuropatía de inicio en miembros inferiores (sensitivo y distal), encefalopatía urémica.
- Endocrino-metabólicas: amenorrea, impotencia. Hiperglucemia e hipertrigliceridemia.
- Hematológicas: anemia normocrómica. Predisposición a infecciones. Defectos plaquetarios.
- Balance hidroelectrolítico: incapacidad de concentrar la orina, poliuria, nicturia y retención hidrosalina en fase tardía.
- Trastornos del metabolismo óseo, del metabolismo ácido-base (tendencia a la acidosis metabólica) y trastorno en la eliminación de potasio en fases avanzadas de IRC.

Glomerulonefritis	20 %
Pielonefritis/nefritis intersticial	15 %
Nefropatías vasculares	13 %
Nefropatía diabética	12 %
Enfermedad poliquística	8 %
Enfermedades sistémicas	4 %
Nefropatías congénitas	4 %
Otras	2 %
No filiadas	20 %

*Tabla 4. Causas más frecuentes de IRC terminal en el adulto
según registro español de diálisis y trasplante, año 2002.*

6.4   Diagnóstico

Se lleva a cabo mediante la demostración de marcadores de lesión renal o disminución persistente (más de tres meses) e irreversible de la tasa de FG.

– Pruebas de laboratorio:

• Estudio de la función renal: creatinina sérica y cálculo (fórmulas a partir de creatinina sérica como MDRD) o medida de filtrado glomerular (aclaramiento de creatinina). Medida de proteinuria.
• Presencia de complicaciones:

  - Anemia por déficit de eritropoyetina y ferropenia.
  - Equilibrio hidrolectrolítico y ácido-base (hiperpotasemia): sodio, cloro, potasio, bicarbonato.
  - Metabolismo mineral y óseo: calcio, fósforo, parathormona (PTH), 25(OH)-vitamina D.

– Pruebas de imagen:

• Ecografía renal: en la IRC los riñones son de tamaño pequeño con desdiferenciación cortico-medular.
• Rx de tórax (calcificaciones vasculares), manos y columna lumbar (signos de osteodistrofia renal).

6.5   Tratamiento

– Ralentizamiento de la progresión de la insuficiencia renal:

- Restricción proteica moderada.
- Tratamiento antiproteinúrico con IECAs o ARA II.
- TA < 130/75 o si DM o proteinuria > 1g/d: 125/75 mmHg.
- Reducción de la ingesta hídrica y disminución del aporte de potasio y fósforo en fases avanzadas.

– Tratamiento de las complicaciones:

- Anemia: eritropoyetina recombinante humana y corrección de ferropenia.
- Metabolismo mineral y óseo: corrección de hiperfosforemia e hiperparatiroidismo.
- Arteriosclerosis acelerada: control de dislipemia y de diabetes; abandono del tabaquismo; práctica moderada de ejercicio.

– Ajuste de fármacos al FG, especialmente en pacientes ancianos. Evitar nefrotóxicos, AINEs, vigilar fármacos que retienen potasio (IECAs, ARA II, diuréticos ahorradores de potasio, AINEs y beta-bloqueantes), así como revisar las dosis y ajustarlas cuando sea preciso, como en los antidiabéticos orales.

BIBLIOGRAFÍA

1. National Kidney Foundation. K/DOQI Clinical practice guidelines for chronic kidney disease: evaluation, classification and stratification. Am Kidney Dis 2002; 39 (suppl 1): S1-S266.

2. Coordinadores Francisco Javier Gainza y Fernando Liaño. Guías de actuación en el fracaso renal agudo. Sociedad Española de Nefrología. Última versión: 23-07-2007.

3. Guías SEN para el manejo de la enfermedad renal crónica avanzada y prediálisis. Recomendaciones del documento de consenso semFYC-SEN sobre la ERC referentes a la ERCA.

4. Alcázar Arroyo R, Orte Martínez L. Enfermedad renal crónica avanzada. Nefrología 2008; 28 (supl 3).

5. Alcázar Arroyo, R, J. Egido de los Ríos. Síndrome nefrótico. En Medicina Interna Farreras Rozman decimosexta edición. 2009; 875-81.

Capítulo 4
Glomerulonefritis

Dr. M. Vallés Prats

1 Introducción

Las glomerulonefritis (GN) son enfermedades renales en las que la diana lesional fundamental es el glomérulo, que altera la permeabilidad, estructura y función de los riñones. Esta definición incluye un grupo de enfermedades glomerulares en las que se halla implicada una patogenia inmune, pero se extiende también a un amplio grupo de enfermedades en las que la lesión glomerular responde a mecanismos fisiopatológicos no inmunológicos, como la diabetes, la amiloidosis o las enfermedades hereditarias.

Las GN pueden ser primarias, restringidas en sus manifestaciones clínicas al riñón, o bien pueden formar parte de una enfermedad sistémica, como las vasculitis sistémicas o el lupus eritematoso. Aunque la aproximación a las GN se basa en la clínica y los hallazgos de laboratorio, el diagnóstico final requerirá en la mayoría de ocasiones el estudio histológico renal.

No proliferativas
– Nefropatía por cambios mínimos – Glomeruloesclerosis segmentaria y focal – Nefropatía membranosa
Proliferativas
– GN endocapilar aguda – Nefropatía mesangial IgA – Glomerulonefritis mesangiocapilar – Gomerulonefritis extracapilares

Tabla 1. Clasificación de las glomerulonefritis primarias.

Las GN se clasifican, según los diferentes patrones de lesión histológica observados, examinando la biopsia renal por microscopia óptica (MO), inmunofluorescencia (IF) y microscopia electrónica (ME). Sin embargo, no existe una clasificación ideal, dado que un mismo patrón histológico no siempre refleja una misma etiología o una única presentación clínica, de igual modo que una enfermedad puede producir en el riñón patrones lesionales distintos.

En este capítulo partiremos de una definición de las GN basada en patrones histológicos descritos clásicamente que tienen con frecuencia una correlación clínica, agentes etiológicos diversos y, de forma eventual, más de un mecanismo fisiopatológico. Centraremos la atención en las GN primarias y las agruparemos según la existencia o no de proliferación celular en el flóculo glomerular (véase la tabla 1).

2 Nefropatía por cambios mínimos

2.1 *Etiología y patogenia*

La nefropatía por cambios mínimos es la responsable de más del 80 % de los síndromes nefróticos de la infancia y de un 15-20 % de los mismos en sujetos adultos.

En una minoría de pacientes hay una clara asociación de la enfermedad con un factor que pueda favorecer la aparición de síndrome nefrótico. Por otro lado, la excelente respuesta a los esteroides y citostáticos y su asociación a la enfermedad de Hodgkin sugieren la existencia de una disfunción de los linfocitos B.

2.2 *Clínica*

Se presenta como un síndrome nefrótico clínico biológico completo de presentación rápida y florida, con manifestaciones evidentes de retención hidrosalina generalizada.[1] La hematuria y la hipertensión arterial (HTA) son infrecuentes, especialmente en los niños. La función renal suele ser normal. En algún caso con hipoalbuminemia muy marcada puede aparecer fracaso renal agudo funcional, en ocasiones irreversible. La dislipemia severa, la tendencia a la hipercoagulabilidad con riesgo de tromboembolismo y la predisposición a las infecciones (especialmente, la peritonitis en pacientes infantiles) acompañan al síndrome nefrótico con frecuencia.

2.3   Tratamiento

Los corticoides siguen siendo el tratamiento de elección sin que se haya esclarecido su mecanismo de acción.

En los niños, el síndrome nefrótico por cambios mínimos se caracteriza por su buena respuesta al tratamiento, tendencia alta a las recidivas y buen pronóstico final con remisión definitiva sin deterioro de la función renal. Se persigue inducir rápidamente la remisión, prevenir las recaídas y evitar la yatrogenia inducida por la medicación. En todos los casos, se inicia la administración de altas dosis de esteroides por vía oral (prednisolona 1 mg/kg/día) con disminución escalonada de la dosis hasta su retirada a los tres o cuatro meses. Las recaídas ocurren en más de dos terceras partes de los niños y cerca del 50 % tienen lugar en más de cuatro ocasiones. Dichas recaídas se tratan de nuevo con pautas más cortas de corticoides y en los recaedores frecuentes,[2] los corticodependientes y los corticorresistentes se plantea la utilización de clorambucil o ciclofosfamida, o bien la introducción más reciente de ciclosporina A o levamisole. En los adultos se utilizan pautas similares de prednisona e inmunosupresores, aunque las recaídas y la remisión completa son menos frecuentes. Micofenolato y tacrolimus son otras posibilidades de tratamiento que requieren más estudios.

3   Glomeruloesclerosis segmentaria y focal

3.1   Etiología y patogenia

La glomeruloesclerosis segmentaria y focal primaria es la causa de más del 20 % de síndromes nefróticos en adolescentes y adultos jóvenes. Dicha lesión histológica se observa, con frecuencia, en adultos con otras patologías asociadas, en lo que denominamos formas secundarias de la enfermedad. Algunos casos esporádicos familiares responden a mutaciones genéticas de los genes que codifican proteínas estructurales del podocito. La evidencia de un factor circulante parece más plausible dada la alta incidencia de recurrencias tras el trasplante renal.

3.2   *Clínica*

Se presenta con proteinuria de rango nefrótico, aunque en adultos puede aparecer con cualquier rango de proteinuria y se asocia a hematuria y HTA hasta en un 50 % de los casos.[3] En el momento del diagnóstico puede existir deterioro de la función renal, en ocasiones severo, en las que se han denominado formas malignas de la enfermedad.

3.3   *Tratamiento*

Clásicamente, se ha considerado una patología con escasa respuesta a esteroides e inmunosupresores, progresando el 50 % de los pacientes a la insuficiencia renal crónica terminal en diez años.[4] Sin embargo, recientemente se ha demostrado que hasta el 40 % de los pacientes con síndrome nefrótico responden a los corticoides con remisión completa y, en ellos, la supervivencia renal a los cinco años supera el 95 %. El tratamiento con corticoides a dosis altas (1 mg/kg/día) debe extenderse hasta dos o tres meses, con pautas decrecientes hasta completar los seis meses cuando hay respuesta positiva. Los pacientes recidivantes o corticodependientes pueden responder a una pauta de clorambucil o ciclofosfamida. Los corticorresistentes raramente responden a los inmunosupresores. La ciclosporina A es una alternativa terapéutica con alta dependencia cuando se suprime y presenta riesgo de nefrotoxicidad.[5] Los pacientes con mutaciones genéticas no deben ser tratados con prednisona e inmunosupresores. En todos los casos, debe utilizarse el bloqueo del sistema renina angiotensina como tratamiento antiproteinúrico concomitante.

4   Nefropatía membranosa

4.1   *Etiología y patogenia*

La nefropatía membranosa es la causa más frecuente de síndrome nefrótico en el adulto. Aunque en el 60 % de los casos es idiopática, el resto se asocia a diversas condiciones patológicas (véase la tabla 2). Si bien la patogenia de la nefropatía membranosa en humanos es desconocida, existen muchos indicios clínicos, analíticos e histológicos que sugieren que se trata de una enfermedad con una elevada carga inmune.

> - Enfermedades autoinmunes: lupus eritematoso
> - Enfermedades infecciosas: hepatitis B, sífilis, esquistosomiasis, malaria
> - Fármacos: sales de oro, penicilamina
> - Tumores sólidos: pulmón, colon, mama, estómago…
> - GN *de novo* en riñón trasplantado

Tabla 2. Patologías asociadas a nefropatía membranosa.

4.2 Clínica

La forma de presentación predominante es el síndrome nefrótico de comienzo insidioso, que se observa en más de un 80 % de los pacientes.[6] El resto se presenta como proteinuria asintomática con o sin hematuria. La HTA se ha descrito en un 30 % de los casos y se asocia, con frecuencia, a la presencia de grados avanzados de insuficiencia renal. Debe investigarse siempre la posibilidad de una etiología identificable como causa de la enfermedad, especialmente la enfermedad neoplásica, presente en más del 20 % de los pacientes mayores de sesenta años.

4.3 Tratamiento

Debido al alto grado de remisiones espontáneas entre niños (50 % en cinco años, con supervivencia renal a los diez años superior al 90 %) y en menor grado en adultos, se propone, en la actualidad, un período de seis meses de observación con bloqueo del sistema renina angiotensina y control estricto de la presión arterial y de los lípidos. Ante la severidad, persistencia o agresividad del síndrome nefrótico, se sugieren diversas alternativas terapéuticas basadas en inmunosupresión. Desde las pautas clásicas de Ponticelli, basadas en la prednisona y el clorambucil/ciclofosfamida durante seis meses,[7] pasando por la ciclosporina A,[8] y, más recientemente, el tacrolimus y el micofenolato.

5 Glomerulonefritis endocapilar aguda

5.1 Etiología y patogenia

Se ha descrito tradicionalmente después de infecciones estreptocócicas, pero puede ser debida a muchas otras infecciones bacterianas y víricas o bien puede acompañar a GN primitivas o enfermedades sistémicas. La enfermedad está causada por complejos antígeno-anticuerpo de capacidad nefritogénica con expresiones histológicas distintas en función de la carga y el tamaño antigénicos, de la intensidad de la respuesta de anticuerpos y de la eficiencia en su eliminación. En este capítulo nos referiremos a la GN postestreptocócica como ejemplo típico de la enfermedad.

5.2   Clínica

La infección estreptocócica precede a la GN en períodos de dos a tres semanas en la faringoamigdalitis y de cuatro a seis semanas en la piodermitis. La mayor parte de los casos son subclínicos y se manifiestan por una hematuria microscópica y un descenso del complemento sérico. Un 50 % de los casos sintomáticos se presentan como síndrome nefrítico agudo completo: hematuria, edema, HTA y oliguria que mejoran en una semana. La proteinuria de rango nefrótico es poco frecuente y menos del 1 % adquiere un curso rápidamente evolutivo hacia la insuficiencia renal avanzada.

5.3   Tratamiento

El tratamiento de la enfermedad infecciosa subyacente es fundamental en la presentación y evolución de la GN. El resto debe ser tratamiento sintomático para control de la HTA y la hipervolemia. Cuando aparecen semilunas epiteliales habrá que valorar la administración de corticoides.

6   Nefropatía mesangial IgA

6.1   Etiología y patogenia

Esta nefropatía es la GN primaria más frecuente en casi todo el mundo y se caracteriza por los depósitos de IgA mesangial, como inmunoglobulina predominante. Aunque en el 50 % de los casos le precede algún episodio infectivo, especialmente en las mucosas, no se ha demostrado el papel específico de ningún antígeno. La púrpura de Schönlein Henoch es una vasculitis sistémica con manifestaciones renales muy simi-

> - Enfermedades reumáticas: espondilitis anquilopoyética, artritis reumatoide
> - Enfermedad celíaca
> - Hepatopatías crónicas
> - Sarcoidosis
> - Dermatitis herpetiforme
> - Infección por HIV, HBV

Tabla 3. Patologías asociadas a nefropatía mesangial IgA.

lares. En otras enfermedades sistémicas pueden apreciarse lesiones histológicas parecidas (véase la tabla 3).

6.2 Clínica

La macrohematuria recidivante es la presentación clínica más conocida de la enfermedad, especialmente entre las personas jóvenes, y aparece entre las 24 y las 48 horas de un episodio infeccioso. En los adultos, sin embargo, la presentación más frecuente son las alteraciones urinarias asintomáticas: hematuria y proteinuria.[9,10] En ocasiones, puede aparecer como insuficiencia renal crónica, insuficiencia renal aguda, síndrome nefrótico o nefrítico, o bien como HTA en las primeras manifestaciones de la enfermedad. El fracaso renal agudo puede aparecer en pleno brote de macrohematuria y suele deberse a obstrucción tubular, teniendo buena evolución espontánea; sin embargo, cuando se presenta como una nefropatía de rápida evolución, con semilunas celulares, el pronóstico a corto plazo es más sombrío.

6.3 Tratamiento

En la actualidad, se mantiene una actitud conservadora en la mayoría de los pacientes con alteraciones asintomáticas, mientras se preserva la función renal y se mantiene la presión arterial normal. El bloqueo del sistema renina agiotensina se utiliza cuando aparece HTA o cuando la proteinuria supera los 0,5-1 g/día como medida de nefroprotección.[11] Los corticoides y la inmunosupresión se reservan para formas agresivas, agudas o crónicas de la enfermedad que comprometen la función renal.[12]

> – Crioglobulinemia mixta
> – Hepatitis C y B
> – Infecciones bacterianas: endocarditis, *shunt* atrioventricular
> – Lupus eritematoso
> – Hepatopatías crónicas

Tabla 4. Patologías asociadas a GN mesangiocapilar.

7 Glomerulonefritis mesangiocapilar

7.1 Etiología y patogenia

La GN mesangiocapilar o membranoproliferativa es un nefropatía cada día menos frecuente en nuestro medio. Aparte de las formas primarias, se encuentra asociada a una importante cantidad de procesos patológicos (véase la tabla 4). La forma clásica (tipo I) se asocia a inmunocomplejos circulantes con activación de la vía del complemento, pero en otras formas (tipo II) se sugiere la posibilidad de un factor circulante, dado que la enfermedad puede recidivar rápidamente después de un trasplante renal.

7.2 Clínica

Esta enfermedad se presenta con más frecuencia en la adolescencia y en adultos jóvenes. Se manifiesta en forma de proteinuria no nefrótica y hematuria microscópica (35 %), como síndrome nefrótico con alteración discreta de la función renal (35 %), como GN crónica progresiva (20 %) o en forma de GN rápidamente progresiva (10 %). La HTA está presente en el 50-80 % de los casos y puede ser severa. El complemento suele estar descendido por la vía clásica en la tipo I y por la vía alternativa en la tipo II. El pronóstico renal es poco favorable tanto en niños como en adultos, especialmente en la tipo II.[13]

7.3 Tratamiento

En niños se sugiere administrar corticoides en dosis bajas y períodos prolongados en la GN tipo I. En adultos, la respuesta es más pobre y debería intentarse el tratamiento con corticoides ante el síndrome nefrótico persistente durante cuatro o seis meses, observando si existe respuesta.[14] En todos los casos deben mantenerse las medidas de tratamiento conservador con bloqueo del sistema renina angiotensina y estricto control de la presión arterial.

8   Glomerulonefritis extracapilares

8.1   *Etiología y patogenia*

Es un tipo de GN poco frecuente pero enormemente agresiva. El nexo común de este grupo de enfermedades primarias es la presencia de semilunas celulares en el glomérulo como lesión predominante. La patogenia es muy variada y clasifica las tres variedades descritas: desde la presencia de anticuerpos dirigidos a antígenos específicos de la membrana basal (tipo I), pasando por inmunocomplejos (tipo II), hasta la ausencia de fenómenos autoinmunes apreciables en el glomérulo (tipo III). Esta misma lesión histológica se observa durante la evolución de algunas GN primarias y en algunas enfermedades sistémicas.

8.2   *Clínica*

Adquiere las características de una GN rápidamente evolutiva, con un carácter agudo o subagudo. En semanas o pocos meses se puede perder la función renal. Suele aparecer después de un episodio infeccioso viral, debuta como síndrome nefrítico con macro o microhematuria, proteinuria que no llega a ser nefrótica, cuadro constitucional y sintomatología urémica, en ocasiones. La HTA suele ser leve. Cuando aparece esputo hemoptoico debe sospecharse la posibilidad de hemorragia alveolar, asociada a la GN tipo I (síndrome de Goodpasture)[15] o la tipo III (vasculitis sistémicas). El estudio serológico nos permitirá detectar anticuerpos antimembrana basal glomerular en la GN tipo I, inmunocomplejos circulantes en la tipo II y anticuerpos contra el citoplasma del neutrófilo (ANCA) en la tipo III.[16]

8.3   *Tratamiento*

El tratamiento de las GN extracapilares está en función de la lesión existente y de la función renal residual. Si las semilunas son extensas y celulares-fibrosas no vale la pena iniciar tratamiento inmunosupresor. En caso contrario, debemos iniciar tratamiento con esteroides en forma de *bolus* endovenoso de tres a cinco días o por vía oral en función de la gravedad, seguidos de una pauta decreciente. La realización de siete a catorce sesiones de plasmaféresis debe plantearse ante la presencia de anticuerpos antimembrana basal circulantes[17] y en presencia de hemorragia alveolar. Junto con los corticoides debe administrarse ciclofosfamida oral o en *bolus* de tres a seis meses y, posteriormente, convertirla a azatioprina[18] *versus* micofenolato hasta completar los dieciocho meses de tratamiento. Es especialmente importante mantener un control estricto de la presión arterial, así como la utilización del bloqueo del sistema renina angiotensina. El tratamiento sustitutivo de la función renal con diálisis es obligado en los casos de deterioro grave de esta función.

9 Resumen

La presencia de proteinuria o hematuria microscópica o macroscópica persistentes sugiere siempre la presencia de una lesión glomerular primitiva o secundaria en el contexto de una enfermedad sistémica. Ello merece una atención especializada que pasará por la posible práctica de una biopsia renal y el tratamiento individualizado posterior.

Evidentemente, la presencia de síndrome nefrótico limita las posibilidades diagnósticas a un determinado tipo de nefropatía. La hipertensión puede ser un síntoma acompañante de muchas nefropatías glomerulares y, en ocasiones, agrava el pronóstico.

La insuficiencia renal sugiere una lesión importante del parénquima renal y merece especial atención por parte del especialista. Cuando adquiere un carácter rápidamente progresivo requiere atención especializada urgente.

En la actualidad, sigue creciendo la utilización de los clásicos inmunosupresores, sobre todo de los más recientes, dado que en muchos casos se trata de enfermedades con inmunocomplejos circulantes. Ello obligará a incrementar la relación de los médicos de familia con los nefrólogos.

BIBLIOGRAFÍA

1. Nolasco F, Cameron JS, Heywood EF *et al.* Adult-onset minimal change nephrotic syndrome: a long term follow-up. Kidney Int 1986; 29: 1863-871.

2. Mendoza SA, Tune BM. Treatment of childhood nephrotic syndrome. J Am Soc Nephrol 1992; 3: 889-94.

3. Rydell JJ, Korbet SM, borok RZ *et al.* focal segmental glomerular sclerosis in adults: presentation, course, and response to treatment. Am J Kidney Dis 1995; 25: 534-42.

4. Korbet SM. Primary focal segmental glomerulosclerosis. J Am Soc Nephrol 1998; 9: 1330-340.

5. Cattran DC, Appel GB, Hebert LA *et al.* A randomized trial of cyclosporin in patients with steroid-resistant focal segmental glomerulosclerosis. North America Nephrotic Syndrome Study. Kidney Intr 1999; 56: 2220-226.

6. Cattran DC. Idiopathic membranous glomerulonephritis. Kidney Int 2001; 59: 1983-994.

7. Ponticelli C, Altieri P, Scolari F *et al.* A randomized study comparing methylprednisolone plus clorambucil *versus* methylprednisolone plus cyclophosphamide in idiopathic membranous nephropathy. J Am Soc Nephrol. 1998; 9: 444-50.

8. Cattran DC, Appel GB, Hebert LA *et al.* North American Nephrotic Syndrome Study Group. Kidney Int 2001; 59: 1484-490.

9. D'Amico G: Natural history of IgA nephropathy: role of clinical and histological prognostic factors. Am J Kidney Dis 2000; 36: 227-37.

10. Bartosik L, Lajoie G, Sugar L *et al.* Predicting progression in IgA nephropathy. Am J Kidney Dis 2001; 38: 728-35.

11. Russo D, Minutolo R, Pisani R *et al.* Additive antiproteinuric effect of converting enzyme inhibitor and losartan in normotensive patients with IgA nephropathy. Am J Kidney Dis 2001; 33: 851-56.

12. Rocatello D, Ferro G, Cesano D *et al.* Steroid and cyclophosphamide in IgA nephropathy. Nephrol Dial Transplant. 2000; 15: 833-35.

13. Cameron JS, Turner DR, Heaton J *et al.* Idiopathic mesangiocapillary glomerulonephritis: comparison of types I and II in children and adults and long-term prognosis. Am J Med 1983; 74: 175-90.

14. Levin A. Management of membranoproliferative glomerulonephritis: evidence-based recommendations. Kidney Int 1999; 55: S41-6.

15. Bolton WK. Goodpasture's syndrome. Kidney Int 1996; 50: 1753-766.

16. Jane DRW, Marshall PD, Jones SJ *et al.* Autoantibodies to glomerular basement membrane and neutrophil cytoplasm in rapidly progressive glomerulonephritis. Kidney Int 1990; 37: 965-70.

17. Levy JB, Turner AN, Rees AJ *et al.* Long-term outcome of antiglomerular basement membrane antibody disease treated with plasma exchange and immunosupression. Ann Intern Med 2001; 134: 1033-042.

18. Jayne D, Rasmussen N, Andrassy K *et al.* Randomized trial of cyclophophamide *versus* azathioprine as remission maintenance therapy for ANCA-associated vasculitis. For the European Vasculitis Study Group (EUVAS). N Engl J Med 2003; 349: 36-44.

Capítulo 5
Afectación renal en las enfermedades sistémicas

Dr. J. Ballarín Castán, Dra. H. Marco Rusiñol,
Dra. M. J. Lloret Cora, Dra. Y. Arce Terroba,
Dra. M. Díaz Encarnación

1 Introducción

Las principales enfermedades sistémicas con afectación renal son de origen inmunológico (lupus eritematoso sistémico (LES), vasculitis o artritis reumatoidea) o están asociadas a una disproteinemia como la amiloidosis o el mieloma, o bien a un trastorno metabólico (diabetes, enfermedad de Fabry). En esta revisión, abordaremos algunas de las que nos han parecido más importantes por su prevalencia.

2 Amiloidosis

Constituye un grupo heterogéneo de enfermedades que tienen en común el depósito extracelular de proteínas fibrilares que forman la sustancia amiloide. Son proteínas plasmáticas y cada una de ellas está asociada a una patología: amiloidosis AL (a las cadenas ligeras de inmunoglobulinas (CL)), AA (reactiva a inflamación crónica) o AF (familiar o hereditaria). El material amiloide se tiñe con el rojo congo y produce birrefrengencia verde manzana con luz polarizada. Con el microscopio electrónico se observan fibrillas rígidas no ramificadas de 7,5 a 10 mm de diámetro.[1]

2.1 Clasificación y nomenclatura

Las distintas enfermedades se denominan mediante el uso de la letra A (por amiloide), seguida por una letra que designa la proteína precursora de la sustancia amiloide: L por cadena ligera de inmunoglo-

Tipo	Proteína precursora	Características
Primaria (AL)	Cadena ligera de Ig (λ o κ)	Ig monoclonal
Reactiva (AA)	SAA	Inflamaciones crónicas, FMF
Hereditarias (AF)	Transtiretine (ATTR)	Autosómica dominante

Tabla 1. Principales características de las amiloidosis.

bulina, A por reactante de fase aguda, F por familiar, etcétera (véase la tabla 1).

2.1.1 Amiloidosis AL (o primaria)

La proteína fibrilar deriva de una CL (λ: 75 % de los casos, κ: 25 %) producida por un clon de células plasmáticas (mieloma múltiple (MM) en el 15 % de los casos, gammapatía monoclonal de significado incierto (GMSI) en el 70 %). Por otra parte, el 15 % de los pacientes con MM desarrolla una amiloidosis AL.

Los pacientes son mayores de cincuenta años, la astenia y la pérdida de peso son habituales al inicio de la enfermedad y pueden afectarse diversos órganos: los riñones (74 %), el corazón (60 %), el tracto digestivo (20 %), el hígado (27 %) o el sistema nervioso autonómico (18 %).

La afectación renal es precoz; habitualmente, aparece síndrome nefrótico (SN), asociado o no a una insuficiencia renal (IR). La progresión de la IR suele ser lenta y depende de la extensión de los depósitos en el riñón. Si éstos se encuentran sólo en la pared de los vasos o de los túbulos, la proteinuria es poco importante, pero puede haber IR (por isquemia glomerular).

La afectación cardíaca consiste en una insuficiencia congestiva (ICC) y en varios tipos de arritmias.

También pueden estar presentes otros trastornos, por ejemplo: afectaciones de la piel (púrpura cutánea; equimosis, características si son periorbitarias, y lesiones infiltrativas); síndrome del túnel carpiano (25 % de los casos); neuropatía periférica o autonómica; hepatomegalia; macroglosia (10 % de los casos, signo patognomónico), y síndrome de malabsorción. La supervivencia media en los pacientes, sin tratamiento, es de 12 meses.

2.1.2   Amiloidosis AA (secundaria o inflamatoria)

Se asocia a enfermedades inflamatorias, a infecciones de larga evolución y a algunas neoplasias. Las fibrillas derivan de la proteína sérica SAA, reactante de fase aguda, sintetizado por los hepatocitos.

Las enfermedades inflamatorias son una causa más frecuente que las infecciones, por ejemplo: artritis reumatoide; enfermedades inflamatorias del tubo digestivo (enfermedad de Crohn); enfermedades inflamatorias hereditarias, como la fiebre mediterránea familiar (FMF), o enfermedad hereditaria de transmisión autosómica recesiva.[2] Se presenta antes de los treinta años con brotes de fiebre, dolor abdominal, artritis y serositis. Afecta a grupos étnicos del entorno mediterráneo (judíos, armenios y turcos).

Durante una primera fase, que puede durar de quince a dieciocho años, los depósitos se forman sin provocar manifestaciones clínicas. El primer signo de la enfermedad es renal (más del 90 % de los casos). Es una proteinuria cuya evolución natural es el SN en dos o diez años y la IRC. Excepcionalmente, como en la amiloidosis AL, la afectación es sólo vascular o tubular.

Las otras manifestaciones clínicas (digestiva, hepática y cardíaca) son menos frecuentes y menos severas que en la AL.

2.1.3   Amiloidosis AF (formas hereditarias)

Son enfermedades autosómicas dominantes secundarias a mutaciones que se producen en los genes de algunas proteínas séricas (transtirretina, fi-

Amiloidosis	AL	AA	Hereditaria (ATTR)
Cardiopatía	+++	+ o -	++
Nefropatía	+++	+++	+
Macroglosia	++	0	0
Neuropatía	+	0	+++
Diagnóstico	CL circulante Biopsia	Inflamación crónica Biopsia	Historia familiar Biopsia Proteína mutada Test genético

Tabla 2. Manifestaciones clínicas y diagnóstico de las amiloidosis sistémicas.

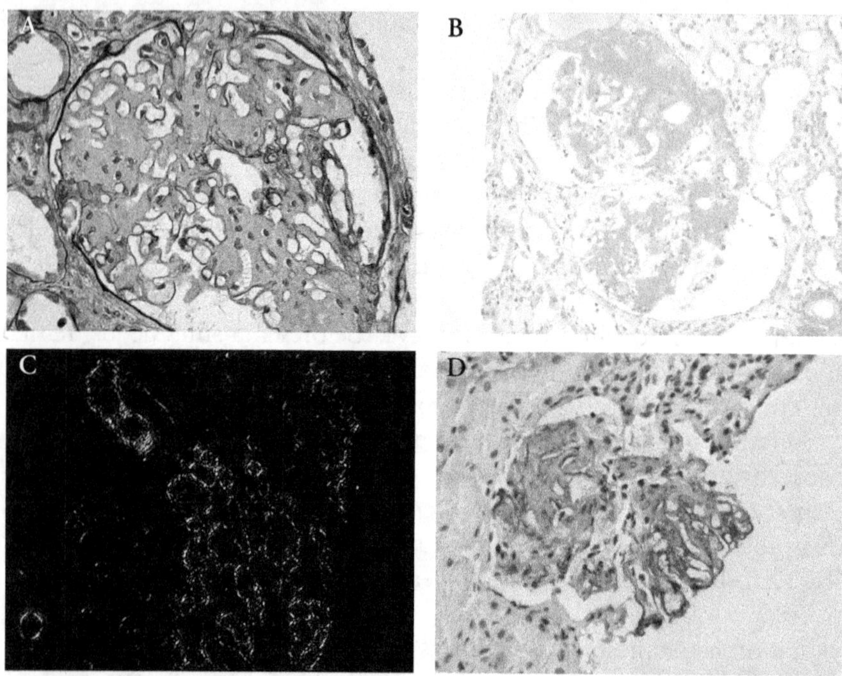

Figura 1. A) Depósito glomerular, fundamentalmente mesangial, con extensión a asas capilares, de material acelular, amorfo, eosinófilo y plata negativo, con características morfológicas propias del amiloide. Tinción de plata. B) El material descrito resulta positivo con la tinción histoquímica de rojo congo, con características de polarización verde bajo la luz específica (C) y resulta también positivo con la tinción inmunohistoquímica para amiloide A (D).

brinógeno A α, lisozima y apolipoproteína A1). La sustitución de aminoácidos les confiere propiedades amiloidogénicas. No siempre está presente la historia familiar porque la penetrancia puede ser incompleta. La polineuropatía periférica es la manifestación clínica más común, la afectación renal resulta menos frecuente.[3]

2.2   Tratamiento

Depende del tipo molecular de la proteína precursora, pero siempre tiene los mismos objetivos: disminuir su producción e interferir en la formación de fibras amiloides.

2.2.1   Amiloidosis AL

Los protocolos utilizados son similares a los del MM. El tratamiento estándar asocia melfalán y prednisona (un tercio de los pacientes consiguen una remisión hematológica completa, los riesgos principales son la mielodisplasia y la leucemia). Algunos grupos asocian vincristina, adriamicina y dexametasona en pacientes con menos de setenta años, sin IC, neuropatía autonómica o neuropatía periférica. Los inconvenientes son la toxicidad cardíaca (adriamicina) y la exacerbación de la neuropatía periférica (vincristina).

También se utilizan dosis altas de melfalán y trasplante de progenitores hematopoyéticos, si no hay más de dos órganos afectados ni IC. Se consigue una supervivencia mayor que con el tratamiento estándar (60 % a los cinco años), pero la mortalidad es alta (10-15 %).

Otras alternativas terapéuticas incluyen la talidomida y su derivado menos tóxico, la lenalidomida, los antiTNF-α, los antiCD20 y el bortezomib (inhibidor del proteosoma).

En la FMF, la colchicina disminuye el riesgo de amiloidosis.

Los resultados son mejores si el tratamiento es precoz, antes de que se presente una afectación cardíaca o hepática evolucionada.

2.2.2   Amiloidosis AA

El tratamiento de la enfermedad inflamatoria asociada permite reducir los niveles de la proteína SAA y la formación del material amiloide. En las enfermedades reumáticas, los nuevos tratamientos antiinflamatorios (como los antagonistas del TNF-α) han disminuido la incidencia de amiloidosis. Sin embargo, en muchos casos, la disminución de la síntesis de SAA no es suficiente para disminuir la formación de sustancia amiloide.

2.2.3   Amiloidosis AF

El trasplante hepático permite, en el caso de la amiloidosis ATTR, restablecer la producción de la transtirretina normal y mejorar la sintomatología clínica.

- Eritema malar
- Lupus discoide
- Fotosensibilidad
- Úlceras orales
- Artritis no erosiva
- Afectación renal (proteinuria > 0,5 g/día) o sedimento patológico
- Alteraciones neurológicas (convulsiones o psicosis)
- Serositis (pleuritis o pericarditis)
- Alteraciones hematológicas (anemia hemolítica, leucopenia (< 4.000 en dos o más ocasiones), linfocitopenia (< 1.500 en dos o más ocasiones), trombocitopenia (< 10.000)
- Alteraciones inmunológicas (anticuerpos antiADN nativo, anticuerpos anti Smith [antiSm], anticuerpos antifosfolípidos o serología luética falsamente positiva)
- ANA positivos

Tabla 3. Criterios revisados por la ARA para el diagnóstico del LES.

3   Lupus eritematoso sistémico

El LES es una enfermedad autoinmune muy compleja en la que están presentes autoanticuerpos específicos dirigidos contra el ADN. Las mujeres se ven afectadas con mayor frecuencia que los hombres (el ratio hombre: mujer es 9: 1).

Los criterios diagnósticos, universalmente adoptados, son los del American College of Rheumatology (ARA) (el diagnóstico se basa en la presencia, simultánea o no, de cuatro de los 11 criterios establecidos).[4]

El cuadro de inicio puede ser muy inespecífico, pero los síntomas más comunes son: las lesiones cutáneas, la artritis, las serositis, la afectación del sistema nervioso central y, a nivel analítico, las alteraciones hematológicas (anemia y trombopenia). La evolución se caracteriza por la sucesión de brotes (desencadenados por medicamentos, embarazo, estrés extremo, exposición a los rayos solares, infecciones) y períodos de remisión.

La nefropatía lúpica está presente, durante algún momento de la evolución, en el 30 al 55 % de los casos. Es el principal factor de mal pronóstico del LES.[4]

3.1 Signos analíticos y clínicos

Son muy variados: proteinuria que puede ser de rango nefrótico, alteraciones del sedimento, insuficiencia renal; y, desde el punto de vista clínico, HTA y edemas. Suele existir una buena correlación entre la severidad de las manifestaciones clínicas y la clase histológica. Los tipos I y II pueden ser asintomáticos o cursar con proteinuria de rango no nefrótico, los tipos III y IV cursan, más frecuentemente, con SN, HTA e IR. El tipo V se caracteriza por un SN.

3.2 Clasificación histológica

Se utiliza la clasificación elaborada conjuntamente por las Sociedades Internacionales de Nefrología y Patología (véase la tabla 4). También se utilizan índices de actividad y cronicidad que permiten valorar la reversibilidad de las lesiones. El tipo histológico y los índices permiten definir el pronóstico y elegir el tratamiento.

Clase I	Nefropatía lúpica mesangial mínima	Ausencia de lesión en microscopia óptica, presencia de depósitos en inmunofluorescencia
Clase II	Nefropatía lúpica mesangial proliferativa	Hipercelularidad puramente mesangial con algún grado de expansión de la matriz
Clase III	Nefropatía lúpica focal	Glomerulonefritis segmentaria o global, endo o extracapilar, que afecta < 50 % del glomérulo con depósitos inmunes subendoteliales focales, con o sin alteraciones mesangiales
Clase IV	Nefropatía lúpica difusa	Glomerulonefritis segmentaria o global, endo o extracapilar, difusa que afecta > 50 % de los glomérulos
Clase V	Nefropatía lúpica membranosa	Depósitos inmunes subepiteliales segmentarios o globales, puede ocurrir en combinación con las clases III o IV
Clase VI	Nefropatía lúpica esclerótica avanzada	> 90 % de los glomérulos se encuentran globalmente esclerosados sin actividad residual

Tabla 4. Clasificación según la International Society of Nephrology y la Renal Pathology Society, 2004.

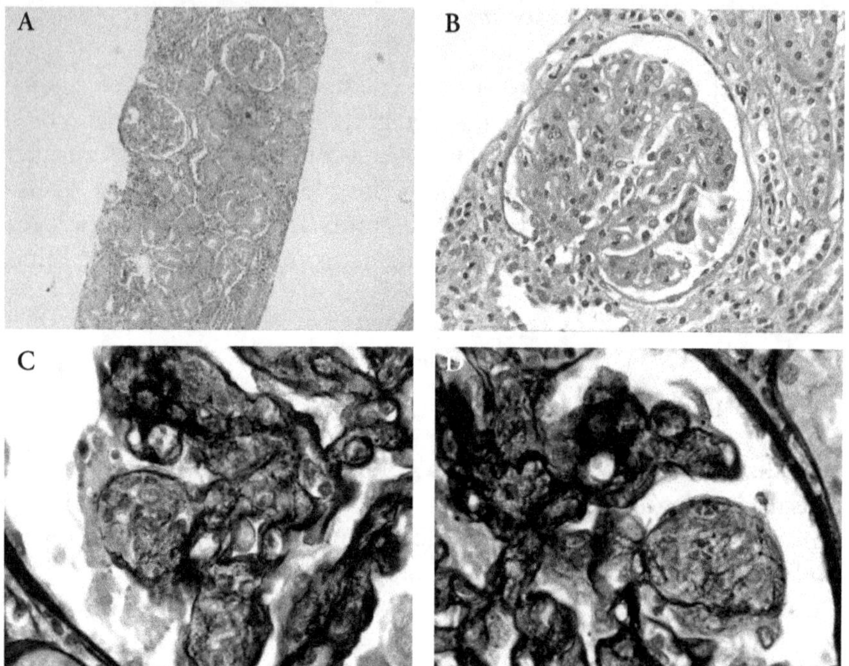

Figura 2. Características morfológicas de la nefritis lúpica clase IV: afectación glomerular difusa (2a, H&E) y global (2b, PAS), con proliferación mesangial y endocapilar (2c-2d, plata).

3.3   Tratamiento

Se pretende conseguir la remisión de la enfermedad (fase de inducción) y evitar nuevos brotes (fase de mantenimiento) con los mínimos efectos secundarios posibles.[5,6,7]

3.3.1   *Fase de inducción de la remisión*

La ciclofosfamida (CF) es el tratamiento de elección. La pauta del National Institute of Health (bolos intravenosos mensuales de 0,75-1 g/m^2 durante seis meses y, posteriormente, administración trimestral hasta completar los dos años de tratamiento) es eficaz, pero debido a sus efectos secundarios (infecciones, desarrollo de neoplasias e insuficiencia gonadal) ha sido sustituida por la pauta del Euro-Lupus Nephritis Trial (500 mg de CF cada quince días durante tres meses). La eficacia es similar y mejora el perfil de seguridad de la pauta norteamericana.

3.3.2 Mantenimiento de la remisión

Permite prevenir la aparición de brotes renales (ocurren en el 50 % de los casos al suspender la CF). Habitualmente, una vez conseguida la remisión, se sustituye la CF por otro inmunosupresor oral (azatioprina o micofenolato mofetil) de dieciocho a veinticuatro meses.

4 Vasculitis asociadas a ANCA

La poliangeitis microscópica (PAm), la granulomatosis de Wegener (GW) y las vasculitis limitadas al riñón (VLR) son vasculitis primitivas de pequeño vaso (VPV) relacionadas con los anticuerpos anticitoplasma de los neutrófilos (ANCA). Histológicamente, comparten la presencia de lesiones focales de necrosis de la pared vascular. Según los vasos afectados, pueden estar presentes los siguientes trastornos: púrpura cutánea, hemorragia alveolar, mononeuritis múltiple y glomerulonefritis necrotizante o proliferación extracapilar. Son enfermedades raras, cuyo pronóstico depende de la precocidad, la eficacia y las complicaciones del tratamiento inmunosupresor.

4.1 Clasificación de las vasculitis

En 1994, un comité de expertos unificó la nomenclatura basándose en el tamaño de los vasos dañados. Individualizaron tres grupos: vasculitis de vasos de tamaño grande, mediano y pequeño.[7]

- Periarteritis nodosa (PAN): las lesiones son de vaso de mediano calibre con infartos y microaneurismas, no hay glomerulonefritis, es frecuente la mononeuritis múltiple y la presencia del virus de la hepatitis B.
- La PAm, la GW y las VLR son vasculitis necrotizantes segmentarias de vaso pequeño, hay una glomerulonefritis necrotizante, es frecuente la capilaritis pulmonar y casi constante la presencia de ANCA.

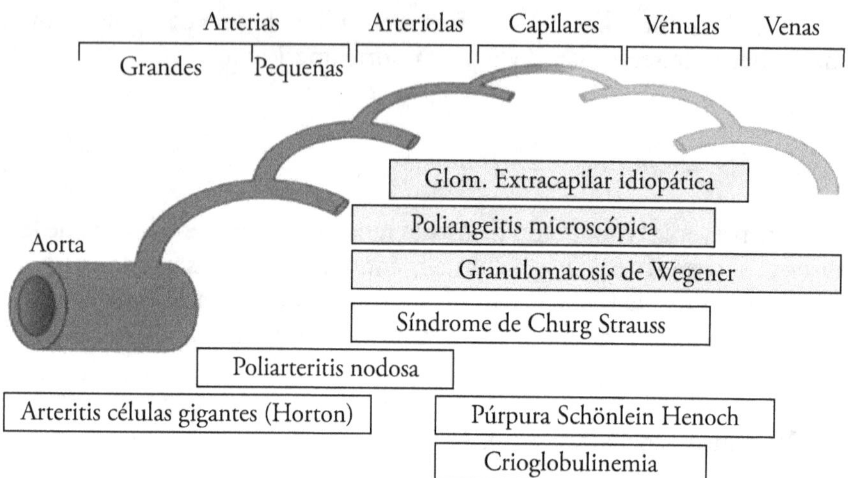

Figura 3. Clasificación de las vasculitis (Chapel Hill, 1994).

– Las glomerulonefritis extracapilares pauciinmunes son VLR; si no se tratan, pueden aparecer signos extrarrenales y los ANCA están presentes en la mayoría de casos.

4.2   *Epidemiología de las vasculitis*

Existe mucha diferencia en la distribución geográfica de estas vasculitis. En el norte de Europa hay un predominio de GW mientras que en España se observa el fenómeno inverso.

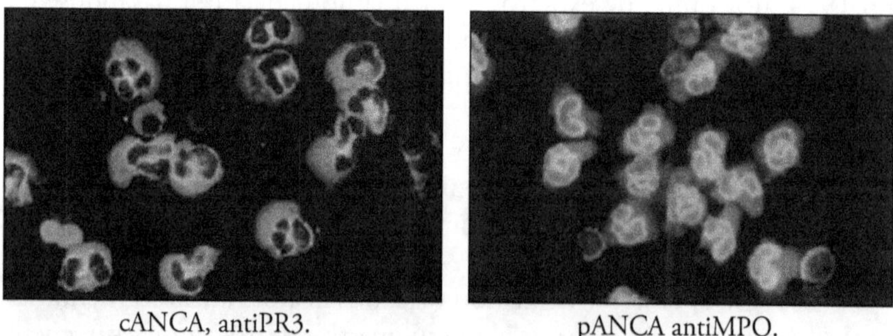

Figura 4. Los dos principales tipos de ANCA.

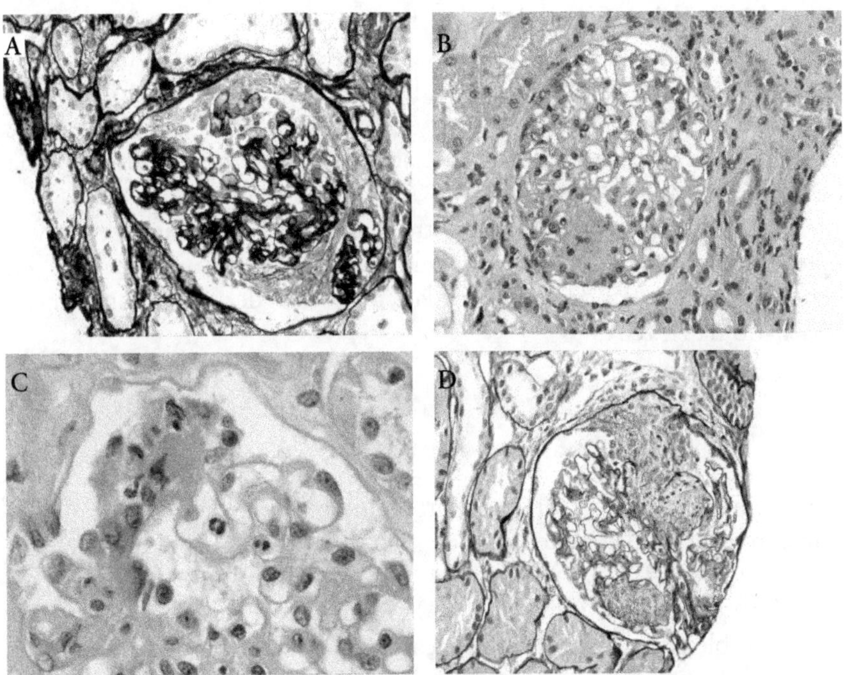

Figura 5. Afectación renal en las vasculitis. A) Glomerulonefritis proliferativa focal y segmentaria con proliferación extracapilar. Tinción de plata. B) Glomerulonefritis segmentaria necrosante. Hematoxilina&eosina (H&E). C) Glomerulonefritis segmentaria con necrosis fibrinoide. H&E. D) Glomerulonefritis proliferativa endocapilar y mesangial con necrosis, ruptura de la pared capilar glomerular y proliferación extracapilar con adherencia. Tinción de plata.

Varios estudios coinciden en señalar un aumento progresivo de la incidencia de VPV.

Las VPV pueden ser diagnosticadas a cualquier edad, pero existe un progresivo envejecimiento de los afectados (mayor frecuencia entre los sesenta y cinco y los setenta y cuatro años).

4.3   ANCA

Son autoanticuerpos dirigidos contra varios antígenos intracelulares de los neutrófilos y monocitos. Tienen un papel importante en la patogenia de las VPV y se hallan presentes en más del 90 % de los pacientes.

En el 60 % de las PAm y de las VLR y en el 10 % de las GW, la fluorescencia es perinuclear (pANCA) con especificidad antiMPO. En el 70-80 % de las GW y en el 30 % de las PAm y VLR, la fluorescencia es citoplasmática (cANCA) con especificidad antiPR3. En el 5-8 % de los pacientes los ANCA están asociados a anticuerpos antimembrana basal glomerular.

Existe una buena correlación entre la actividad de la enfermedad y el nivel de los ANCA. Un aumento del título de estos últimos precede, en general, a las recaídas de la enfermedad, pero no se debe tratar un aumento aislado de ANCA.[8]

4.4　Tratamiento

Como en la nefropatía lúpica, el protocolo se divide en una fase de inducción de la remisión y en otra de mantenimiento.[5,10]

- Tratamiento de inducción de la remisión: debe ser lo más precoz posible para evitar las complicaciones. Se aplican los mismos protocolos a la PAm y a la GW.

  - En las formas menos severas: prednisolona (1 mg/kg/día, descenso progresivo de la dosis después de tres semanas y suspensión a partir de los seis meses) asociada a ciclofosfamida (CF) endovenosa (*bolus* de 0,6 a 1g/m^2 con intervalos de administración de tres a cuatro semanas). Esta última vía permite una respuesta clínica más rápida, con menos complicaciones pero mayor incidencia de recaídas que la vía oral. La dosis de CF se adapta a la edad, función renal y situación hematológica del paciente. Algunos grupos sustituyen CF por metotrexato en las formas leves de GW con función renal normal.
  - En las formas severas (hemorragia alveolar, creatininemia superior a 500 µmol/L) se añade plasmaféresis.

- Tratamiento de mantenimiento: una vez conseguida la remisión se substituye, habitualmente entre los tres y los seis meses, la CF por la azatioprina, mejor tolerada y de eficacia similar. No existe consenso sobre la duración del tratamiento, que tiene que ser suficiente para evitar recidivas, por lo que se mantiene al menos durante dieciocho meses. El micofenolato mofetil y el metotrexato (si la función renal es normal) pueden substituir a la azatioprina.

Varios estudios, actualmente en curso, exploran alternativas a los tratamientos mencionados; se trata de las inmunoglobulinas endovenosas en el tratamiento de las recaídas y de los antiTNF-α en las VPV severas.

Las complicaciones del tratamiento son, a corto plazo, las infecciones oportunistas severas, por lo cual es recomendable la profilaxis sistemática del neumocistis carinii con sulfamidas durante tres meses; y, a largo plazo, la aparición de neoplasias (en vejiga y piel, esencialmente).

4.5 Evolución

Los resultados son muy variables por la heterogeneidad de las series publicadas. La supervivencia al año varía entre el 70 y el 93 %; la supervivencia renal al año, entre el 93 y el 43 %; y entre el 77 y el 30 %, a los 10 años. Las recaídas, más frecuentes en la GW sobre todo en portadores nasales de estafilococo aureus, varían entre el 11 y el 20 %. La muerte se debe al empeoramiento del síndrome neumorrenal o a las complicaciones infecciosas del tratamiento.

En resumen, las VPV son enfermedades asociadas a los ANCA. Tienen un curso crónico con recaídas. Los protocolos terapéuticos deben minimizar la morbimortalidad sin perder eficacia. El tratamiento de referencia sigue siendo la CF asociada a los corticoides, pero existen alternativas en estudio.

BIBLIOGRAFÍA

1. Ballarín J, Arce Y, Díaz M. Amiloidosis renal y glomerulonefritis fibrilares. En: Hernando L, Nefrología Clínica, Madrid, Ed. Panamericana 2008; 441-60.

2. Estébanez Muñoz M, Gómez Cerezo J, Barbado Hernández FJ. The spectrum of familial mediterranean fever. Rev Clin Esp 2007; 207(10): 508-09.

3. Munar-Qués M. Familial amyloid polyneuropathy. Med Clin (Barc) 2003; 121(3): 100-01.

4. Khamashta A, Font J, Sebastián GD *et al.* Hughes morbidity and mortality in systemic lupus erythematosus during a 10-year period: a comparison of early and late manifestations in a cohort of 1.000 patients. Ricard Cervera, Munther A. Medicine 2003; 82: 99-308.

5. Ballarín J, Díaz M. Management of immune suppression in systemic diseases affecting the kidney. Nefrología 2008; 28 (suppl 5): 91-6.

6. Espinosa Garriga G, Cervera Segura R. New concepts in the treatment of lupic nephropathy. Rev Clin Esp 2007; 207: 570-72.

7. Frutos MA. Lights and shades in the lupus nephritis treatment. Nefrología 2007; 27(1): 1-2.

8. Ballarín J. ANCA-associated vasculitis. Nefrología 2003; 23(1): 13-4.

9. Flores-Suárez LF. ANCAS, one, two or three fates? Rev Invest Clin 2001; 53(2): 159-73.

10. Mukhtyar C, Guillevin L, Cid MC *et al.* EULAR recommendations for the management of primary small and medium vessel vasculitis. Ann Rheum Dis 2009; 68(3): 310-17.

Capítulo 6
Enfermedades metabólicas

Dr. J. Navarro González, Dra. C. Mora Fernández

1 Nefropatía diabética

La nefropatía diabética (ND) es una afección crónica y progresiva que evoluciona en diferentes estadios a lo largo de muchos años tras el diagnóstico de la diabetes, desde las alteraciones funcionales hasta la insuficiencia renal terminal (véase la tabla 1). Clínicamente, se caracteriza por un incremento en la excreción urinaria de proteínas (sobre todo albúmina), elevación de la tensión arterial y deterioro de la función renal.[1,2] La diabetes es, en la actualidad, la causa más importante de insuficiencia renal en el mundo occidental.

1.1 Diagnóstico

La enfermedad renal crónica (ERC) se define como la disminución de la función renal (expresada por un filtrado glomerular (FG) < 60 ml/min/ 1,73 m^2 de superficie corporal) o como la presencia de daño renal de forma persistente durante al menos tres meses. El daño renal, que puede cursar con un FG normal, puede ser diagnosticado por un método directo (biopsia renal), o de forma indirecta por marcadores como la albuminuria o proteinuria, alteraciones en el sedimento urinario o en pruebas de imagen (véase la tabla 2).[3]

Un objetivo fundamental en el paciente diabético es identificar precozmente el inicio del daño renal. El marcador más temprano de ND, y en el que se fundamenta su diagnóstico precoz, es el incremento de la excreción urinaria de albúmina (EUA) en el rango de microalbuminuria. La cuantificación de la EUA para la detección de microalbuminuria deberá realizarse a partir del quinto año del diagnóstico en los pacientes con diabetes mellitus tipo 1, mientras que en los pacientes con diabetes tipo 2, la detección de microalbuminuria debe realizarse desde el momento del diag-

Estadio	Características principales
1 y 2	– Aumento del filtrado glomerular e hipertrofia renal – Histológicamente: expansión mesangial y engrosamiento de las membranas basales – Excreción urinaria de albúmina normal, aunque puede haber microalbuminuria intermitente en relación con el ejercicio o el mal control glucémico
3 Nefropatía diabética incipiente	– Aparece el primer signo clínico de la enfermedad: microalbuminuria (excreción urinaria de albúmina entre 30 y 300 mg/día o cociente albúmina/creatinina en orina entre 30 y 300) – No hay cambios sustanciales del filtrado glomerular – Suele iniciarse el incremento de la presión arterial. En las diabetes tipo II no es infrecuente la presencia de hipertensión arterial establecida
4 Nefropatía diabética establecida	– Se caracteriza por la presencia de proteinuria (proteínas en orina > 500 mg/día) o macroalbuminuria (albuminuria > 300 mg/día o cociente albúmina/creatinina en orina > 300) – La glomeruloesclerosis es el sustrato histológico más característico – Aproximadamente, tres cuartas partes de los pacientes presentan hipertensión arterial y existe retinopatía en grado variable
5 Insuficiencia renal	– En esta fase se objetiva una reducción del filtrado glomerular – Hipertensión arterial de forma prácticamente constante – En la mayoría de los casos existirá retinopatía – La afectación cardiovascular es muy frecuente – El deterioro progresivo de la función renal conducirá a la insuficiencia renal terminal y a la necesidad de tratamiento renal sustitutivo

Tabla 1. Estadios evolutivos de la nefropatía diabética.

nóstico de la enfermedad.[4-6] Existen diversos parámetros para determinar la EUA y establecer la presencia de microalbuminuria: relación (cociente) albúmina/creatinina (A/C) en una muestra aislada de orina, tasa de excreción de albúmina en orina de 24 horas o en orina nocturna, o concentración de albúmina en la primera orina de la mañana. El método más aceptado para el cribado de microalbuminuria es la relación A/C en la primera orina de la mañana expresado en mg/g o µg/mg (véase la tabla 3).[4-6]

Una determinación aislada de microalbuminuria no es suficiente para su diagnóstico definitivo. Es necesario confirmar su presencia, lo cual podrá

Estadio ERC	Descripción	Filtrado glomerular (ml/min/1,73m^2)
1	Daño renal con filtrado glomerular normal	≥ 90
2	Daño renal y leve descenso del filtrado glomerular	60-89
3	Descenso moderado del filtrado glomerular	30-59
4	Descenso severo del filtrado glomerular	15-29
5	Prediálisis/diálisis	< 15

Tabla 2. Clasificación de la enfermedad renal crónica.

realizarse con cualquiera de los parámetros antes mencionados, excepto mediante tiras reactivas. El «patrón oro» es el método de orina minutada, pero se recomienda cada día menos en la práctica clínica, por la dificultad de la recogida para el paciente y por los frecuentes errores derivados de una recogida incompleta. En la actualidad, dada la facilidad para su realización y el hecho de que los resultados son prácticamente superponibles a dicho «patrón oro», se recomienda la determinación del cociente A/C en una muestra de orina aislada (preferiblemente, la primera orina de la mañana). La presencia de microalbuminuria debe ser positiva en al menos dos de tres muestras consecutivas en un período de tres a seis meses. Finalmente, es necesario descartar otros factores o situaciones que cursen con un incremento en la EUA, tales como: infección de orina, fiebre, hipertensión arterial no controlada, insuficiencia cardíaca congestiva y embarazo. Tanto en la diabetes tipo I como en la tipo II, si la determinación inicial de microalbuminuria es negativa, el análisis se repetirá de forma anual. En

Categoría	Relación albúmina/creatinina (µg/mg o mg/g)	Tasa de excreción de albúmina (mg/24 h)	Concentración en muestra de orina aislada (mg/l)
Normal	< 30	< 30	< 20
Microalbuminuria	30-300	30-300	20-200
Macroalbuminuria (proteinuria)	> 300	> 300	> 200

Tabla 3. Definición de microalbuminuria y macroalbuminuria (proteinuria).

caso de ser positiva, se repetirá tres veces al año dentro del seguimiento del paciente. Junto con la determinación de microalbuminuria deberá estimarse la tasa de FG; este hecho es de especial relevancia dado que en un porcentaje no despreciable de casos se observa una reducción de la función renal sin un incremento concomitante en la EUA.[4-7] La reducción de la tasa de FG por debajo de 60 ml/min/1,73m^2 se corresponde con el término clásico de insuficiencia renal, que ha de confirmarse durante un período de al menos tres meses. De esta forma, los estadios 3-5 de ERC constituyen lo que se conoce, habitualmente, como insuficiencia renal crónica. El estadio 5, con un FG menor de 15 ml/min/1,73m^2, se acompaña, en la mayoría de casos, de los signos y síntomas de uremia o la necesidad de iniciar tratamiento renal sustitutivo.

1.2   Tratamiento

El diagnóstico y tratamiento precoces de la ND van a permitir ralentizar, detener e, incluso, revertir la evolución hacia la insuficiencia renal, siendo esta mejoría mucho mayor cuanto más precozmente se realice el diagnóstico y se instaure el tratamiento. Además, la intervención terapéutica precoz va a aportar beneficios significativos no sólo desde el punto de vista renal, sino también desde la perspectiva de la reducción del riesgo cardiovascular.

1.2.1   Objetivos terapéuticos

- Optimización del control metabólico: niveles de hemoglobina glicosilada (HbA1c) inferiores al 7 %.
- Presión arterial: cifras tensionales inferiores a 130/80 mmHg. Cuando existe proteinuria > 1 g/día, el objetivo de tensión arterial (TA) es < 125/75 mmHg, debiendo conseguirse un descenso lento y paulatino de la TA, especialmente en ancianos.
- Reducir la excreción urinaria de proteínas, con un objetivo de proteinuria < 1 g/día o una reducción de la excreción urinaria de albúmina de, al menos, el 50 %.
- Contenido proteico de la dieta: en fases de microalbuminuria/proteinuria se aconseja no exceder 1 g/kg/día; en fases más avanzadas de daño renal (IRC), se recomienda una reducción del contenido proteico de la dieta (0,8 g/kg/día).

1.2.2 Tratamiento farmacológico de la hiperglucemia

El aspecto más relevante de este punto se centra en los pacientes con diabetes tipo 2 y presencia de deterioro de la función renal.[8,9] En fase de insuficiencia renal severa (FG < 30 ml/min), la insulina constituye la terapia de elección. En fases de insuficiencia renal leve-moderada (FG entre 30-60 ml/min), pueden emplearse antidiabéticos orales teniendo en cuenta las siguientes consideraciones:

- Las sulfonilureas: la gliquidona es el fármaco de elección; otras pueden acumularse.
- Las metiglinidas están indicadas en fases de insuficiencia renal leve-moderada.
- Las biguanidas están contraindicadas.
- Pueden emplearse glitazonas e inhibidores de la alfa-glicosidasa.

1.2.3 Tratamiento de la hipertensión arterial

Los pacientes con una TA sistólica entre 130-139 mmHg o una TA diastólica entre 80-89 mmHg, pueden ser manejados, inicialmente, con medidas higiénico-dietéticas y cambios en el estilo de vida, por un período máximo de tres meses. Si tras este tiempo no se consigue el objetivo de TA, debe iniciarse tratamiento farmacológico. Como norma general, un paciente diabético con TA mayor de 130/80 mmHg debe ser tratado con un bloqueador del sistema renina-angiotensina. Las recomendaciones actuales son:[6]

- En pacientes con DM tipo 1, hipertensión arterial (HTA) y cualquier grado de albuminuria, los inhibidores de la enzima de conversión de la angiotensina II (IECAs) han mostrado retrasar la progresión de la nefropatía.
- En pacientes con DM tipo 2, HTA y microalbuminuria, tanto los IECAs como los antagonistas de los receptores AT 1 de la angiotensina II (ARA 2) han demostrado retrasar la progresión a la fase de macroalbuminuria.
- En pacientes con DM tipo 2, HTA, macroalbuminuria e insuficiencia renal (creatinina sérica > 1,5 mg/dl), los ARA 2 han mostrado retrasar la progresión de la nefropatía.

– Si una clase farmacológica no es tolerada, debería ser sustituida por la otra.
– En pacientes con DM tipo 1 y normotensión, pero con microalbuminuria, hay que valorar el tratamiento con IECAs.

Cuando se usen bloqueadores del sistema renina-angiotensina deberían monitorizarse los niveles de creatinina y potasio séricos después de una o dos semanas después de iniciar dicho tratamiento. Un discreto deterioro del FG, con un incremento de la creatinina sérica inferior a un 30 %, no es motivo suficiente para retirar el tratamiento (este fenómeno es reflejo de la reducción de la presión de filtración en el capilar glomerular). Dicho incremento comienza, habitualmente, en los primeros días tras la administración del fármaco y suele estabilizarse entre cuatro y ocho semanas después.[10,11]

– Si no se logra el objetivo de TA, el siguiente paso es añadir un diurético. Si el FG es superior a 50 ml/min se puede emplear una tiazida, pero si es inferior debe usarse un diurético de asa.
– El tercer escalón es maximizar las dosis de IECAs o ARA 2 y diuréticos; así como añadir, si la PA sigue sin controlarse, calcioantagonistas o β-bloqueantes o α-bloqueantes:

• Los calcioantagonistas no dihidropiridínicos (verapamilo y diltiazem) han mostrado capacidad antiproteinúrica; los calcioantagonistas dihidropiridínicos de tercera generación (con efecto mixto sobre los canales del calcio tipo L y T) presentan también un efecto antiproteinúrico.
• En caso de que el paciente padezca una cardiopatía isquémica, debe valorarse la administración de los β-bloqueantes desde un principio.
• Los α-bloqueantes pueden mejorar la resistencia a la insulina y los niveles de lípidos, teniendo efectos beneficiosos añadidos en pacientes con prostatismo.

1.2.4　Tratamiento de la dislipemia

El paciente diabético presenta con gran frecuencia dislipemia, caracterizada generalmente por elevación del colesterol total, LDL, VLDL y triglicéridos, con reducción del colesterol HDL. Además, la hiperlipidemia es considerada hoy en día un determinante independiente del desarrollo y progresión del daño renal en la DM. En este contexto, los fármacos hipolipemiantes, en concreto las estatinas, han demostrado acciones potencialmente renoprotectoras, relacionadas tanto con su efecto sobre los lípidos como con sus acciones pleiotrópicas.[12,13]

1.3 Remisión al nefrólogo

Los factores con influencia en la morbimortalidad de los pacientes diabéticos en diálisis están presentes durante un extenso período de tiempo con anterioridad al desarrollo de insuficiencia renal avanzada y antes de que la necesidad de tratamiento con diálisis sea inminente. En este contexto, la adecuada remisión al nefrólogo influye favorablemente en múltiples aspectos: estos pacientes están mejor nutridos, tienen mejores perfiles metabólicos, requieren menos uso de catéteres centrales, menos diálisis de urgencia y menos hospitalizaciones al inicio del tratamiento renal sustitutivo; además, se valora mejor la elección de la modalidad de diálisis, se planifica adecuadamente la realización del acceso vascular y se permite una preparación psicológica adaptada a las particularidades de cada paciente.

Las recomendaciones actuales indican diversos supuestos en que un paciente debe ser remitido al nefrólogo, e incluyen:

- Presencia de macroalbuminuria a pesar de un adecuado tratamiento y control de la TA.
- Aumento de la albuminuria, a pesar de un tratamiento adecuado.
- HTA no controlada a pesar del tratamiento.
- Presencia de ERC estadios 4-5 (FG < 30 ml/min) que, aproximadamente, se corresponde con una creatinina sérica > 2-2,5 mg/dl.
- Presencia de ERC estadios 3-4 (FG < 60 ml/min) que progrese (incremento de la creatinina sérica > 0,5 mg/dl cada dos o tres meses en los sucesivos controles).

Los pacientes diabéticos, por su especial sensibilidad para el desarrollo de daño vascular, deben iniciar tratamiento renal sustitutivo de forma más precoz que los pacientes no diabéticos. La preparación para el tratamiento dialítico debe comenzar cuando el FG sea inferior a 25 ml/min, dada la mayor dificultad para obtener un adecuado acceso vascular y la peor tolerancia vascular que puede adelantar la necesidad del tratamiento con diálisis. En general, se recomienda iniciar el tratamiento renal sustitutivo cuando el FG descienda hasta 15 ml/min.

2   Riñón y ácido úrico

El ácido úrico es el producto final del metabolismo de las purinas, y su origen está en un 80 % en el propio organismo y en un 20 % en los alimentos ingeridos. La eliminación de ácido úrico es entre 500-700 mg/día, mediante excreción urinaria (70 %) y digestiva (30 %). La eliminación renal de ácido úrico se realiza mediante cuatro mecanismos: filtración glomerular, reabsorción tubular proximal (se reabsorbe entre el 98-100 % de la carga filtrada), secreción tubular (supone un 50 %) y reabsorción tubular postsecreción (entre el 40-45 % de la carga filtrada). El resultado final de este proceso es la excreción de un 6-12 % de la cantidad de ácido úrico filtrado. Existen diversas formas de lesión renal relacionadas con el ácido úrico.[14,15]

2.1   *Hiperuricemia asintomática*

Constituye un dato de laboratorio y no una enfermedad, y representa una cifra elevada de ácido úrico en plasma en ausencia de cualquier otra sintomatología dependiente de dicho ácido. Algunos estudios prospectivos tras décadas de seguimiento, demostraron que esta alteración no tiene repercusión sobre la función renal. La hiperuricemia asintomática no se debe tratar, excepto en las siguientes situaciones: si aparecen datos clínicos de gota o nefrolitiasis, si la concentración de ácido úrico es superior a 13 mg/dl en varones y 10 mg/dl en mujeres, si se eliminan más de 1.000 mg/día de ácido úrico tras una dieta restringida en purinas, y como profilaxis de la nefropatía úrica aguda en situaciones de riesgo.

2.2   *Litiasis úrica*

Representa entre un 5-10 % de todos los tipos de litiasis renales. Aparece tanto en situaciones de hiperuricemia como en casos de hiperuricosuria sin hiperuricemia. Los pacientes con gota primaria tienen una incidencia de litiasis renal de un 10-20 %, que puede llegar a un 45 % en casos de gota secundaria. Los factores más importantes que favorecen la aparición de litiasis úrica son: bajo volumen urinario, pH urinario ácido, grado de hiperuricemia e hiperuricosuria. Existen interconexiones entre la litiasis úrica y cálcica. Hasta un 30 % de los pacientes con litiasis cálcica recidivante son hiperuricémicos o presentan una excreción aumentada de ácido úrico en orina, mientras que la litiasis cálcica que cursa con hiperuricosuria suele ser mucho más agresiva que la que cursa con eliminación normal de ácido úrico. La administración de alopurinol a sujetos con litiasis cálcica e hiperuricosuria disminuye la recidiva de litiasis cálcica.

2.3   *Nefropatía úrica aguda*

Se refiere a la precipitación aguda de ácido úrico en la luz de los túbulos renales, condicionando una nefropatía aguda obstructiva con fracaso renal agudo. Esta situación ocurre cuando se generan grandes cantidades de ácido úrico con la consiguiente hiperexcreción urinaria. Existen diversas causas (véase la tabla 4), siendo las más frecuentes los procesos mielo y linfoproliferativos, especialmente tras tratamientos quimioterápicos que condicionan una lisis celular masiva (síndrome de lisis tumoral).

- Procesos mielo-linfoproliferativos
- Tratamiento quimioterápico
- Metaplasia mieloide
- Policitemia vera y eritrocitosis secundaria
- Mieloma
- Anemia de células falciformes
- Anemia hemolítica
- Rabdomiolisis
- Tratamiento con uricosúricos
- Convulsiones y estatus epiléptico
- Ejercicio físico extenuante
- Síndrome de Fanconi
- Hiperproducción primaria de ácido úrico (síndrome de Lesch-Nyhan)

Tabla 4. Causas de nefropatía úrica aguda.

2.4   *Nefropatía crónica por ácido úrico*

La nefropatía crónica por ácido úrico (nefropatía gotosa) se refiere a la nefropatía que acompaña a la gota primaria, y se caracteriza por la presencia en el intersticio renal de cristales de urato monosódico, con la consiguiente reacción inflamatoria secundaria que conduce a la fibrosis y a la insuficiencia renal. Es una entidad controvertida en la actualidad, y existen muchos autores que consideran que el deterioro de la función renal en pacientes gotosos parece deberse a diversos factores, ente ellos: senescencia, HTA, patología vascular renal y nefropatías de causa no gotosa, especialmente la nefropatía por plomo. Antes de establecer de modo firme el diagnóstico se deben descartar otras enfermedades subyacentes y, en particular, la nefropatía saturnina.

La clínica de la nefropatía es inespecífica y poco expresiva, pudiendo existir historia de cólicos nefríticos en el contexto de una clínica extrarrenal con episodios repetidos de artritis gotosa durante años. Suele detectarse en una analítica una elevación de productos nitrogenados e hiperuricemia. En la orina puede existir proteinuria, generalmente, moderada y, a menudo, intermitente. La HTA suele ser frecuente.

El tratamiento de la nefropatía gotosa va dirigido a la reducción de la uricemia y de sus efectos adversos sobre el riñón. Las medidas generales incluyen una dieta baja en purinas y una ingesta líquida adecuada para mantener un volumen urinario superior a los dos litros/día. Si la uricemia no se controla adecuadamente, se debe recurrir al alopurinol a dosis ajustadas a la función renal, pues en presencia de IR, el alopurinol incrementa sus efectos secundarios tales como nefritis intersticial, hepatitis y lesiones cutáneas. La dosis recomendada inicial de alopurinol es de 50 mg/día y se debe incrementar diariamente esta cantidad hasta lograr una adecuada uricemia. Como guía puede servir la dosis de 100 mg/día de alopurinol por cada 30 ml/min de aclaramiento.

BIBLIOGRAFÍA

1. Martínez-Castelao A, de Álvaro F, Górriz JL *et al.* Epidemiología de la diabetes mellitus y la nefropatía diabética. Repercusiones sociales de la pandemia. NefroPlus 2008; 1: 4-13.

2. Mora-Fernández C, Macía M, Martínez-Castelao A *et al.* Fisiopatología de la nefropatía diabética. NefroPlus 2008; 1: 28-38.

3. Sociedad Española de Medicina Familiar y Comunitaria y Sociedad Española de

Nefrología. Documento de consenso sobre la enfermedad renal crónica. Semfyc ediciones 2007.

4. Asociación Española de Nefrología Pediátrica (AEN-PED). Sociedad Española de Diabetes (SEDIAB). Sociedad Española de Endocrinología y Nutrición (SEEN). Sociedad Española de Hipertensión Arterial y Liga Española para la Lucha Contra la HTA (SEH-LELHA). Sociedad Española de Medicina Familiar y Comunitaria (SEMFYC). Sociedad Española de Medicina Rural y Generalista (SEMERGEN). Sociedad Española de Nefrología (SEN). Documento de consenso 2002 sobre pautas de detección, prevención y tratamiento de la nefropatía diabética en España. Nefrología 2002; 22: 521-30.

5. National Institute for Clinical Excellence. Management of type 2 diabetes: the prevention and early management of renal disease. London: National Institute for Clinical Excellence 2002.

6. American Diabetes Association. Standards for medical care in diabetes. Diabetes Care 2009; 32: S13-S61.

7. Rabdill B, Murphy B, LeRoith D. Rationale and strategies for early detection and management of diabetic kidney disease. Mayo Clin Proc 2008; 83: 1373-381.

8. Robles NR, Alcázar R, González O *et al.* Manejo práctico de antidiabéticos orales en pacientes con enfermedad renal. Nefrología 2006; 26: 538-58.

9. Morillas C, Solá E, Górriz JL *et al.* Manejo de la hiperglucemia en la enfermedad renal crónica. NefroPlus 2008; 1: 16-22.

10. Lewis EJ, Hunsicker LG, Bain RP *et al.* The effect of angiotensin-converting-enzyme inhibition on diabetic nephropathy. The Collaborative Study Group. N Engl J Med 1993; 329: 1456-462.

11. Mangrum AJ, Bakris GL. Angiotensin-converting enzyme inhibitors and angiotensin receptor blockers in chronic renal disease: safety issues. Semin Nephrol 2004; 24: 168-75.

12. Rosario RF, Prabhakar S. Lipids and diabetic nephropathy. Curr Diab Rep 2006; 6: 455-62.

13. Cattaneo D, Remuzzi G. Lipid oxidative stress and the anti-inflammatory properties of statins and ACE inhibitors. J Ren Nutr 2005; 15: 71-6.

14. Johnson RJ, Kivlighn SD, Kim Y-G *et al.* Reappraisal of the pathogenesis and consequences of hyperuricemia in hypertension, cardiovascular disease, and renal disease. Am J Kidney Dis 1999; 33: 225-29.

15. Sánchez-Guisande D. Enfermedad renal inducida por ácido úrico. Nefropatía por plomo. En: Hernando L, Aljama P, Arias M, Caramelo C, Egido J, Lamas S. Nefrología Clínica. Panamericana. Madrid 2003.

Capítulo 7
Hipertensión y embarazo

Dr. J. M. Galcerán Gui

1 Introducción

La hipertensión arterial durante el embarazo conlleva un mayor riesgo de complicaciones. En registros españoles aparece relacionada con la mortalidad materna en el 31 % de los casos y puede incrementar hasta cinco veces la mortalidad perinatal.[1]

Sin embargo, dicha hipertensión puede obedecer, genéricamente, a entidades muy diferenciadas, tanto en mecanismos fisiopatológicos como en significación clínica: hipertensión crónica, hipertensión inducida por el embarazo y preeclampsia/eclampsia. Por su distinto manejo y por su trascendencia, es de gran importancia establecer un diagnóstico correcto.

La hipertensión durante el embarazo es un problema frecuente ya que afecta a un 8-10 % de gestaciones.[2] En la mayoría de ellas corresponde a preeclampsia (70 %), pero los casos de hipertensión crónica han aumentado notablemente en las últimas décadas por la mayor presencia de población inmigrada (la hipertensión es más prevalente en la raza negra) y por la progresivamente mayor edad media de los embarazos: sólo el 0,6 % de las mujeres tienen hipertensión arterial entre los 18 y los 29 años, en contraste con el 4,6 % entre los 30 y los 39, y el 12,7 % entre los 40 y los 49.

Aunque, antiguamente, se creía que el riñón podía desempeñar un papel importante en la génesis del síndrome, por la presencia de hipertensión, proteinuria y edema como sucede en las glomerulonefritis, hoy en día la evidencia fisiopatológica va en otro sentido y el riñón parece más un damnificado que el responsable directo.

2 Clasificación

Preeclampsia: síndrome específico del embarazo que ocurre a partir de las veinte semanas de gestación y consiste en la aparición de novo de hipertensión (presión arterial sistólica [PAS] ≥ 140 mmHg o presión arterial diastólica [PAD] ≥ 90 mmHg) y proteinuria (≥ 300 mg / 24 h). El edema se ha eliminado como elemento del diagnóstico debido a su inespecificidad (se observa también en muchas embarazadas normotensas).

Eclampsia: progresión de la preeclampsia a una fase con convulsiones. Puede ocurrir hasta las 48 horas postparto.

Hipertensión gestacional: aparición *de novo* de hipertensión a partir de las veinte semanas de gestación, sin proteinuria.

Hipertensión crónica: hipertensión arterial previa al embarazo o diagnosticada antes de las veinte semanas de gestación. También se incluye la diagnosticada a partir de entonces si no se normaliza a las doce semanas postparto.

3   Preeclampsia

Afecta, primordialmente, a primeras gestaciones y a mujeres en edades extremas de maternidad.

3.1   Etiología

La preeclampsia se ha definido como la enfermedad de las teorías, desde deficiencias vitamínicas y minerales hasta el paso de sustancias fetales o trofoblásticas a la circulación materna, sin olvidar las causas infecciosas o por exceso de ciertas citocinas. Diversas observaciones sugieren una base inmunológica y genética.

Un segundo embarazo de un progenitor distinto al primero conlleva un riesgo intermedio entre la primera gestación y la segunda de un mismo progenitor.[3] Un largo período de relaciones sexuales antes del embarazo disminuye el riesgo de preeclampsia, y el uso de preservativo, que evita el contacto con el semen, aumenta dicho riesgo.[4] Todas estas observaciones sugieren que la exposición a un nuevo antígeno o el desarrollo de tolerancia tras múltiples exposiciones al mismo antígeno pueden desempeñar un papel en el desarrollo o no del síndrome.

Asimismo, el hecho de que la preeclampsia sea más frecuente en hijas de mujeres preeclámpticas y en embarazos con progenitores descendientes de mujeres preeclámpticas también sugiere una base genética en el desarrollo de la patología.[5]

– Nuliparidad
– Preeclampsia en embarazo previo. Un 5-7 % de riesgo si se padeció una preeclampsia leve y un 25-65 % si fue severa
– Edad < 18 años o > 40 años
– Historia familiar de preeclampsia
– Embarazo por progenitor con madre preeclámptica
– Largo intervalo entre embarazos
– Hipertensión crónica
– Enfermedad renal crónica
– Diabetes
– Embarazo múltiple
– Obesidad
– *Hydrops fetalis*
– Retraso de crecimiento fetal, en el embarazo actual o en los previos
– Madre con antecedentes de bajo peso al nacer
– Síndrome antifosfolípido
– Conectivopatías
– Fumar tabaco reduce el riesgo de preeclampsia

Tabla 1. Factores de riesgo asociados con el desarrollo de preeclampsia.[6]

Los factores de riesgo asociados con el desarrollo de preeclampsia se resumen en la tabla 1.[6]

3.2 Fisiopatología

La reducción de la perfusión de la placenta parece ser un fenómeno muy importante en la génesis del síndrome. En un embarazo normal, las arterias espirales que perfunden la placenta se remodelan y dan lugar a las arterias uteroplacentarias, vasos muy dilatados que pierden la capa muscular y las láminas elásticas. Estos cambios no se producen (o sólo sectorialmente) en los casos de preeclampsia.[7]

Además de la afectación de la placenta:

– Se reduce la perfusión a otros órganos como el hígado y el corazón, quizá por una mayor sensibilidad a factores presores circulantes, y pueden aparecer hemorragias y necrosis.
– Se activa la cascada de la coagulación y las plaquetas.

- Aumenta la permeabilidad vascular, ocasionando pérdida de proteínas séricas, y se reduce el volumen plasmático, lo cual empeora la perfusión orgánica.
- Aparece disfunción endotelial y se detectan marcadores de activación del endotelio, incluyendo numerosos indicadores de estrés oxidativo; a nivel renal, se observa un agrandamiento glomerular por hipertrofia de células endoteliales (glomeruloendoteliosis).

Todos estos cambios son detectables semanas o meses antes de la aparición de los síntomas clínicos, lo cual sugiere que las terapias más efectivas deberían instaurarse antes de empezar la clínica de preeclampsia.

3.3 Diagnóstico

Consiste en objetivar hipertensión arterial (PAS ≥ 140 mmHg o PAD ≥ 90 mmHg) y proteinuria (≥ 300 mg / 24 h) tras las veinte semanas de gestación en una paciente previamente normotensa.

En pacientes con hipertensión previa, el diagnóstico se establece si aparece proteinuria, o si ésta ya existía, si se detecta un aumento súbito de la presión arterial o la proteinuria, trombocitopenia (< 100.000/mm^3) o aumento de transaminasas.

Se han estudiado una serie de marcadores circulantes y pruebas de imagen (doppler de arterias uterinas), pero ninguno ha tenido, hasta ahora, suficiente sensibilidad y especificidad para servir como herramienta diagnóstica de utilidad amplia.

Para evaluar la severidad del cuadro se recomienda la determinación de proteinuria de 24 horas, hematocrito, recuento plaquetar, creatinina sérica, ALT, AST, LDH y ácido úrico.

3.4 Clínica

El primer signo que suele aparecer es la hipertensión arterial. Antes de establecer este diagnóstico conviene descartar la posibilidad de una hipertensión clínica aislada (o de «bata blanca»), que algunas series han encontrado hasta en un 30 % de pacientes,[8] ya que estas mujeres muestran un riesgo similar a las normotensas. Pueden ser útiles sistemas de automedida domiciliaria de la presión arterial.

– Trombocitopenia (< 100.000/mm³)
– Elevación de transaminasas (> 2xN)
– Síntomas de distensión hepática (dolor hipocondrio derecho, náuseas, vómitos)
– Sintomatología neurológica (cefalea severa, alteraciones visuales, déficits motores o sensoriales)
– Hipertensión severa: PAS ≥ 160 mmHg o PAD ≥ 110 mmHg
– Oliguria (< 500 ml / 24 h)
– Proteinuria > 5.000 mg/d
– Severo retraso de crecimiento fetal
– Edema pulmonar

Tabla 2. Criterios de preeclampsia severa.[11]

La proteinuria aparece por disfunción de la barrera glomerular y por alteraciones tubulares.[9] Puede hacerse el cribaje con tiras reactivas, pero debe confirmarse con proteinuria de 24 horas o cociente albúmina/creatinina en una muestra de orina matutina.

Hipertensión arterial y proteinuria suelen aparecer hacia el final del tercer trimestre de gestación y progresan hasta el momento del parto, aunque pueden presentarse al final del segundo trimestre, durante el parto o, incluso, a las pocas horas después de éste.

Otras manifestaciones clínicas que pueden observarse son: edemas, hiperuricemia, trombocitopenia por formación de microtrombos, hemólisis microangiopática, dolor en hipocondrio derecho, elevación de transaminasas y síntomas neurológicos (cefalea severa, visión borrosa).

El feto, como consecuencia de la hipoperfusión placentaria, puede presentar retraso de crecimiento y oligohidramnios.

La preeclampsia puede clasificarse como leve (75 % de casos) o severa (25 %), en función de que existan o no uno o más de los signos especificados en la tabla 2.[10]

El mayor riesgo consiste en la progresión a eclampsia (convulsiones), edema pulmonar, hemorragia cerebral, *abruptio placentae* (desprendimiento prematuro de placenta), síndrome HELLP (hemolisis, elevación de enzimas hepáticas, trombocitopenia), hemorragia hepática y fallo renal, así como prematuridad, retraso de crecimiento fetal y muerte perinatal. Estas complicaciones son más frecuentes en los casos de preeclampsia severa que en las formas leves de ésta.

3.5   *Tratamiento*

El tratamiento definitivo consiste en finalizar la gestación y así evitar a la madre los riesgos previamente comentados. Así pues, si la gestación es ≥ 37 semanas se indica el parto. En aquellos casos en que el feto no esté a término, la indicación puede demorarse en función de la severidad de las alteraciones orgánicas de la madre o del bienestar fetal. En cualquier caso, se recomienda interrumpir el embarazo si aparece *shock,* hipertensión severa que no responda a tratamiento, eclampsia, edema pulmonar, deterioro de la función hepática o renal, trombocitopenia < 100.000/mm^3, *abruptio placentae,* síntomas neurológicos persistentes, restricción severa de crecimiento fetal u oligohidramnios.[11]

Dos estudios sugieren que los casos de preeclampsia leve pueden manejarse ambulatoriamente con visitas frecuentes (cada uno a tres días).[12] En los demás casos, se recomienda hospitalización para una mejor monitorización materno-fetal y para asegurar una rápida respuesta en caso de progresión.

Semanalmente (o con más frecuencia según la gravedad), deben determinarse recuento plaquetar, ALT, AST y creatinina sérica. Asimismo, deben realizarse tests para evaluar el bienestar fetal (recuento de movimientos, prueba no estresante, perfil biofísico).

El reposo en cama no ha demostrado beneficio en el manejo de pacientes con preeclampsia leve.[13]

El tratamiento antihipertensivo no altera el curso de la preeclampsia. La principal indicación sería la prevención de ictus hemorrágico en la madre, por lo que parecería razonable instaurar tratamiento si la PAS es > 160 mmHg.[14] No parece aportar ningún beneficio al feto e incluso podría asociarse con una reducción del peso al nacer,[15] por lo que no parece recomendable reducir la PAS por debajo de 140 mmHg. Los fármacos que utilizar, comentados con mayor detalle en el apartado «Hipertensión crónica», serían metildopa o labetalol, con la posible asociación de un calcioantagonista (nifedipino) o hidralazina.

Si se requiere tratamiento endovenoso por emergencia hipertensiva, se recomienda suministrar labetalol (20 mg seguidos de 20-80 mg a intervalos de diez minutos hasta un máximo de 300 mg). El nitroprusiato puede envenenar al feto si se utiliza durante más de cuatro horas.

Si la gestación es < 34 semanas se recomienda utilizar corticoides para acelerar la madurez pulmonar fetal y administrar tratamiento anticonvulsivante con sulfato de magnesio para prevenir las convulsiones durante el parto o incluso antes en casos de preeclampsia severa.

3.6 Riesgo materno a largo plazo

Desde el punto de vista de la atención primaria, el aspecto que puede suscitar mayor interés en una patología de manejo, mayormente hospitalario, es el riesgo a largo plazo que la preeclampsia puede conferir. Dos metaanálisis recientes sugieren que las pacientes que han padecido preeclampsia tienen el doble de posibilidades de desarrollar en el futuro hipertensión, cardiopatía isquémica, ictus y tromboembolismo venoso.[16,17] El riesgo es mayor si la forma de preeclampsia es severa, si comporta un parto prematuro y si afecta a más de un embarazo.[2] Tales observaciones aconsejan un seguimiento ambulatorio de estas pacientes y un mayor control de los distintos factores de riesgo cardiovascular. También se ha descrito un mayor peligro de insuficiencia renal (hasta cuatro veces superior), aunque los números absolutos son bajos.[18]

4 Hipertensión gestacional

Consiste en la aparición de hipertensión a partir de las veinte semanas de gestación, sin proteinuria. En algunos casos, evoluciona a preeclampsia (15-25 %); en otros, se normaliza tras el parto y aun en otros, corresponde a una hipertensión crónica previamente no diagnosticada que no desaparece a las doce semanas postparto. Cuanto más pronto se presente durante el embarazo, mayor es la probabilidad de que evolucione a preeclampsia.

Cuando la PAS es < 160 mmHg o la PAD es < 110 mmHg, la morbilidad materna y perinatal no se diferencia de la que presenta la población general. Cuando la hipertensión es severa, el riesgo aumenta.

Debe descartarse la hipertensión «de bata blanca», evaluar la severidad de la hipertensión, control con frecuencia (cada semana) para descartar progresión a preeclampsia y evaluar regularmente el bienestar fetal. Dado que hasta el 20 % de pacientes que desarrollan eclampsia no presentan proteinuria,[19] debe valorarse de forma periódica la aparición de síntomas sugestivos (véase la tabla 2).

Aunque esta entidad no tiene tanto riesgo de accidente vascular cerebral como la preeclampsia, las guías aconsejan tratar los casos con PAS ≥ 160 mmHg o PAD ≥ 110 mmHg (véase tratamiento farmacológico en el apartado «Hipertensión crónica»).

La hipertensión gestacional comporta un riesgo mayor de desarrollar hipertensión crónica en el futuro.[20]

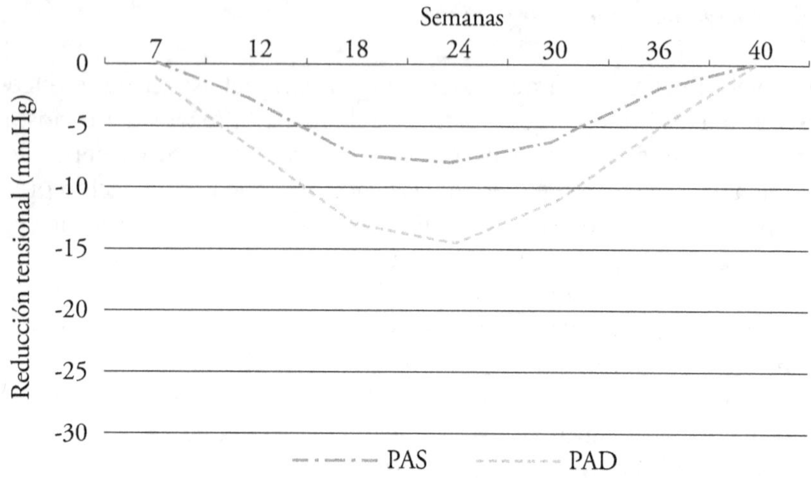

Figura 1. Cambios de presión arterial durante el embarazo.
La PAD disminuye en mayor grado que la PAS.

5   Hipertensión crónica

Un 2-4 % de embarazos suceden en pacientes con hipertensión arterial previa. Esta proporción es mayor en la raza negra y tiende a crecer, como se ha comentado anteriormente, por la mayor edad media de las mujeres gestantes, así como por el aumento de la prevalencia de obesidad.

Dado que la presión arterial tiende a disminuir durante la primera mitad del embarazo (véase la figura 1) por un entorno que facilita la vasodilatación, la hipertensión puede normalizarse en esta fase o bien enmascararse una hipertensión previa no diagnosticada.

5.1   Diagnóstico

Los criterios diagnósticos se especifican en el apartado 2 «Clasificación».

5.2   Significación clínica

El principal riesgo que comporta la hipertensión crónica durante el embarazo es un aumento del desarrollo de preeclampsia (10-25 % *versus* un

5 % en mujeres normotensas).[21] Además, los casos de preeclampsia en mujeres con hipertensión crónica suelen ser más graves y con peor evolución. Incluso sin desarrollar preeclampsia, la hipertensión crónica se asocia a un incremento en la frecuencia de *abruptio placentae,* mortalidad perinatal, prematuridad y bajo peso al nacer.

5.3 Manejo de la hipertensión crónica durante el embarazo

Conviene descartar la hipertensión «de bata blanca», que puede constituir un tercio de los casos,[8] e investigar causas secundarias en los casos no previamente diagnosticados. En particular conviene despistar los casos de feocromocitoma por la posibilidad de desencadenarse una crisis hipertensiva durante el parto.

Dado que el principal riesgo consiste en el desarrollo de preeclampsia, se recomienda un control mensual de proteinuria, así como estar atentos a síntomas sugestivos (véase la tabla 2).

Al igual que con la preeclampsia, la indicación de reposo en cama es un mito de eficacia no demostrada.[13] La utilidad de la dieta hiposódica también ha sido cuestionada.[22]

Por los problemas antes comentados, es difícil decidir si se instaura tratamiento antihipertensivo.

Existe un único estudio clínico con un número importante de pacientes que haya seguido largamente el desarrollo de los recién nacidos. Esta investigación se realizó hace veintisiete años con un fármaco, metildopa, que no suele utilizarse en la población general.[23] Los distintos ensayos realizados pueden consultarse en una reciente revisión Cochrane.[24]

No se sabe, pues, cuándo empezar el tratamiento ni con qué fármaco ni qué objetivo tensional alcanzar ni cuándo parar. En ausencia de evidencia, las guías emiten recomendaciones tales como tratar si hay una cierta severidad de hipertensión (PAS $\geq$ 150-160 mmHg o PAD $\geq$ 100-110 mmHg) o lesión de órganos diana.[11,25] En cuanto al tipo de fármaco, hay consenso en contraindicar los que actúan contra el sistema renina-angiotensina por su teratogenicidad y en recomendar metildopa como primera línea (500-3.000 mg/d en dos a cuatro tomas) a pesar de un pequeño riesgo (< 1/10.000) de contraer hepatitis severa materna. En segunda línea se recomienda labetalol (200-1.200 mg/d en dos a cuatro tomas) y, en tercera, nifedipino de liberación retardada (30-120 mg/d) o la hidralazina (50-300 mg en dos a tres tomas).

En caso de precisar tratamiento durante la lactancia, los fármacos aconsejados son betabloqueantes (labetalol, propranolol), o calcioantagonistas (nifedipino, verapamil) si existe contraindicación de los primeros. Los diuréticos pueden reducir el volumen de leche, pero no están contraindicados.

6   Conclusiones

A pesar de que los trastornos severos que ocasiona la hipertensión durante el embarazo (particularmente, la preeclampsia) se conocen desde hace siglos, su manejo no está todavía bien definido y hay una alarmante falta de estudios clínicos bien diseñados. Las compañías farmacéuticas no muestran interés por una población diana pequeña con potenciales efectos secundarios graves, pero las administraciones sanitarias tampoco cubren la falta de investigación impulsada por la industria. Con este panorama sombrío los clínicos tenemos que afrontar decisiones.

BIBLIOGRAFÍA

1. De Miguel JR, Temprano MR, Muñoz P *et al.* Mortality in Spain from 1995-1997. Results of a hospital survey. Prog Obstet Ginecol 2002; 45: 525-34.
2. Roberts JM, Pearson G, Cutler J *et al.* Summary of the NHLBI working group on research on hypertension during pregnancy. Hypertension 2003; 41: 437-45.
3. Li DK, Wi S. Changing paternity and the risk of preeclampsia/eclampsia in the subsequent pregnancy. Am J Epidemiol 2000; 151: 57-62.
4. Klonoff-Cohen HS, Savitz DA, Cefalo RC *et al.* An epidemiologic study of contraception and preeclampsia. JAMA 1989; 262: 3143-147.
5. Esplin MS, Fausett MB, Fraser A *et al.* Paternal and maternal components of the predisposition to preeclampsia. N Engl J Med 2001; 344: 867-72.
6. Duckitt K, Harrington D. Risk factors for preeclampsia at antenatal booking: systematic review of controlled studies. BMJ 2005; 330: 565-67.
7. Pijnenborg R, Anthony J, Davey DA *et al.* Placental bed spiral arteries in the hypertensive disorders of pregnancy. Br J Obstet Gynaecol 1991; 98: 648-55.
8. Bellomo G, Narducci PL, Rondoni F *et al.* Prognostic value of 24-hour blood pressure in pregnancy. JAMA 1999; 282: 1447-452.
9. Moran P, Lindheimer MD, Davison JM. The renal response to preeclampsia. Semin Nephrol 2004; 24: 588-95.
10. ACOG Committee on Obstetric Practice. ACOG practice bulletin. Diagnosis and management of preeclampsia and eclampsia. Number 33, january 2002. American College of Obstetricians and Gynecologists. Int J Gynaecol Obstet 2002; 77: 67-75.
11. Sibai BM, Barton JR. Expectant management of severe preeclampsia remote from term: patient selection, treatment

and delivery indications. Am J Obstet Gynecol 2007; 196: 514.e1-9.

12. Turnbull DA, Wilkinson C, Gerard K *et al.* Clinical, psychosocial, and economic effects of antenatal day care for three medical complications of pregnancy: a randomized controlled trial of 395 women. Lancet 2004; 363: 1104-109.

13. Meher S, Abalos E, Carroli G. Bed rest with or without hospitalization for hypertension during pregnancy. Cochrane Database of Systematic Reviews 2005, Issue 4. Art. No.: CD003514.

14. Martin JN Jr, Thigpen BD, Moore RC *et al.* Stroke and severe preeclampsia and eclampsia: a paradigm shift focusing on systolic blood pressure. Obstet Gynecol 2005; 105: 246-54.

15. Von Dadelszen P, Magee LA. Fall in mean arterial pressure and fetal growth restriction in pregnancy hypertension: an updated metaregression analysis. J Obstet Gynaecol Can 2002; 24: 941-45.

16. Bellamy L, Casas JP, Hingorani AD *et al.* Preeclampsia and risk of cardiovascular disease and cancer in later life: systematic review and meta-analysis. BMJ 2007; 335: 974-77.

17. McDonald SD, Malinowski A, Zhou Q *et al.* Cardiovascular sequelae of preeclampsia/eclampsia: a systematic review and meta-analyses. Am Heart J 2008; 156: 918-30.

18. Vikse BE, Irgens LM, Leivestad T *et al.* Preeclampsia and the risk of end-stage renal disease. N Engl J Med 2008; 359: 800-09.

19. Sibai BM. Eclampsia. VI. Maternal-perinatal outcome in 254 consecutive cases. Am J Obstet Gynecol 1990; 163: 1049-054.

20. Wilson BJ, Watson MS, Prescott GJ *et al.* Hypertensive diseases of pregnancy and risk of hypertension and stroke in later life: results from cohort study. BMJ 2003; 326: 845-49.

21. Gilbert WM, Young AL, Danielson B. Pregnancy outcome in women with chronic hypertension: a population based study. J Reprod Med 2007; 52: 1046-051.

22. Knuist M, Bonsel GJ, Zondervan HA *et al.* Low sodium diet and pregnancy-induced hypertension: a multi-centre randomised controlled trial. Br J Obstet Gynaecol 1998; 105: 430-34.

23. Cockburn J *et al.* Final report on study of hypertension during pregnancy: the effects of specific treatment on the growth and development of the children. Lancet 1982; 1: 647-49.

24. Abalos E, Duley L, Steyn DW *et al.* Antihypertensive drug therapy for mild to moderate hypertension during pregnancy. Cochrane Database of Systematic Reviews 2007, Issue 1. Art. No.: CD002252.

25. Hypertension in pregnancy. ASH position article. Lindheimer MD, Taler SJ, Cunningham FG. J Am Soc Hypertens 2008; 2: 484-94.

Capítulo 8
Nefropatías hereditarias

Dra. R. Torra Balcells

1   Introducción

Desde la década de 1980, la investigación en el campo de la genética ha permitido un gran avance en el conocimiento de las bases moleculares de muchas nefropatías hereditarias.[1,2] En 1985, la localización del gen de la poliquistosis renal autosómica dominante (PQRAD) en el brazo corto del cromosoma 16 anunció una nueva era en la nefrología. Desde entonces, la localización e identificación de genes responsables de enfermedades renales hereditarias han ofrecido nuevas herramientas para su clasificación y han permitido situar la genética molecular como herramienta clave en el estudio y diagnóstico de las nefropatías hereditarias. Muchos de estos avances se han logrado gracias al Proyecto Genoma Humano, un esfuerzo científico internacional que ha culminado con un mapa genético de alta resolución.

Estos avances sólo permiten, de momento, realizar diagnósticos moleculares, pero en un futuro próximo deberán proporcionar estrategias terapéuticas para estas enfermedades.

Actualmente, el catálogo de genes y enfermedades genéticas humanas OMIM, *Online Mendelian Inheritance in Man* (www.ncbi.nlm.nih.gov/Omim), incluye más de cincuenta enfermedades renales hereditarias de las que se ha identificado el defecto genético. Estas patologías son causadas por alteraciones producidas en genes (mutaciones genéticas) o en cromosomas (mutaciones cromosómicas). Pueden considerarse defectos congénitos por estar, generalmente, presentes en el momento del nacimiento, aun cuando las manifestaciones clínicas puedan aparecer mucho más tarde.

Las enfermedades renales hereditarias más conocidas son las monogénicas, es decir, las causadas por un solo gen, pero las más frecuentes son las complejas, como las nefropatías asociadas a la hipertensión, la diabetes o las enfermedades autoinmunes. En estas patologías, consideradas multifactoriales o complejas, se heredan varios alelos de genes diferentes que proporcionan un riesgo genético o predisposición individual a su desarrollo, que sólo se manifiesta en ciertas condiciones ambientales.

Para realizar un consejo genético sobre estas enfermedades o, simplemente, para llegar al diagnóstico de las mismas, no sólo es importante preguntar al paciente por otros miembros de la familia con nefropatía sino también sobre la presencia de otras anomalías asociadas como alteraciones auditivas, oculares, hepáticas, etcétera, pues en ocasiones la penetrancia de la enfermedad no es completa y hay que descifrar entre líneas la presencia de la misma. Disponer de un árbol familiar completo, en un caso de nefropatía hereditaria, nos será de una gran utilidad. El patrón de herencia nos orientará hacia una enfermedad u otra. En las enfermedades con herencia autosómica dominante, como la poliquistosis renal autosómica dominante o la hematuria familiar benigna, la presencia de una sola copia del gen mutado es suficiente para que la enfermedad se manifieste. Las principales características de este patrón de herencia son la transmisión vertical, en la que cada paciente tiene un 50 % de probabilidades de transmitir la enfermedad a su descendencia, y el mismo riesgo para ambos sexos de padecer o transmitir la enfermedad.

Debe tenerse en cuenta, no obstante, la posibilidad de una mutación espontánea, lo cual conlleva la ausencia de antecedentes familiares de la enfermedad. Dicho fenómeno ocurre en el 10 % de los pacientes poliquísticos, por ejemplo. En las enfermedades de herencia autosómica recesiva (como la cistinuria, la cistinosis, la poliquistosis recesiva o la nefronoptisis), sólo los individuos homocigotos padecen la enfermedad y los padres de los enfermos son portadores, generalmente, asintomáticos, por lo que se habla de transmisión horizontal. Afectan a ambos sexos por igual y la probabilidad de tener un hijo enfermo es del 25 %. En las familias con enfermedades autosómicas recesivas es frecuente la existencia de consanguinidad. Las enfermedades de herencia ligada al cromosoma X (LX) históricamente también han sido consideradas dominantes (LXD) o recesivas (LXR), pero recientemente, Dobyns *et al.* han propuesto abandonar los términos LXD y LXR, pues no reflejan la extraordinaria variabilidad de la expresión de las enfermedades con herencia ligada al cromosoma X, ni tienen en cuenta los múltiples mecanismos que permiten que la patología se manifieste en las mujeres, tales como la inactivación sesgada del cromosoma X y el mosaicismo somático. Por todo ello, estos autores consideran más adecuado describir estas enfermedades como ligadas al cromosoma X, obviando los términos dominante y recesivo. Algunos ejemplos de enfermedades renales con este patrón de herencia son el síndrome de Alport y la enfermedad de Fabry.

Para poder diagnosticar estas enfermedades es esencial, aunque parezca obvio, tener un mínimo conocimiento de las mismas. Así, ante la sospecha de un proceso hereditario renal podemos, en algunos casos, ponerle un nombre a la enfermedad.

2　Signos o síntomas que nos deben orientar hacia el diagnóstico

- *Poliquistosis renal autosómica dominante:* dolor lumbar, masa abdominal, hematuria, hipertensión, nefromegalia quística en presencia de insuficiencia renal, quistes hepáticos, aneurismas intracraneales.
- *Síndrome de Alport:*[10] hematuria, proteinuria, hipoacusia, lenticono anterior.
- *Nefropatía del colágeno IV:*[8-10] conocida también como hematuria familiar benigna, síndrome de Alport autosómico dominante, portadores del síndrome de Alport recesivo. Microhematuria dismórfica aislada (puede aparecer proteinuria e insuficiencia renal en edades avanzadas).
- *Poliquistosis renal autosómica recesiva:* secuencia de Potter en el nacimiento (*exitus* frecuente), masas renales en niños, riñón quístico en adulto joven con insuficiencia renal y tamaño renal normal o disminuido, hipertensión portal.
- *Nefronoptisis:* retraso de crecimiento, sed, nicturia en la edad infantil o juvenil.
- *Cistinosis:* poliuria, retraso de crecimiento, anorexia, raquitismo, fotofobia en lactantes.
- *Cistinuria:* litiasis en niños.
- *Enfermedad de Fabry:*[4] proteinuria, insuficiencia renal, angioqueratomas, crisis de dolor, cuadros febriles inexplicables, cornea verticilata, hipertrofia cardíaca, accidentes vasculares cerebrales, diarreas, hipohidrosis.
- *Enfermedad de Von Hippel Lindau:* quistes renales y pancreáticos, tumores renales, meduloblastomas, angiomas retinianos.
- *Esclerosis tuberosa:*[7] quistes renales, angiomiolipomas, hamartomas de retina y cerebrales, manchas hipomelánicas, convulsiones, retraso mental.
- *Síndrome de Bardet Biedl:* anomalías estructurales renales, hipertensión, IRC, distrofia retiniana, obesidad, hipogenitalismo, braquidactilia, sindactilia, polidactilia.

- *Enfermedad medular quística:* quistes en la unión corticomedular (no siempre presentes), poliuria, polidipsia, insuficiencia renal en la tercera o la quinta década de la vida. Frecuente hiperuricemia.
- *Hiperoxaluria primaria:* litiasis de repetición, IRC en la infancia.

3   Papel del médico de atención primaria

Su tarea es clave para el diagnóstico de aquellos casos que se encuentran en fases precoces de la enfermedad. La mayoría de pacientes, cuando llegan al nefrólogo, presentan un estado avanzado de la enfermedad, y en caso de haber tratamiento específico, es demasiado tarde para administrarlo con éxito. Un ejemplo de ello es la enfermedad de Fabry; sus síntomas son inespecíficos y, frecuentemente, difíciles de detectar por parte del médico, pero si esperamos para diagnosticar al paciente a que éste tenga proteinuria o insuficiencia renal, la eficacia del tratamiento de reemplazamiento enzimático será menor.

Por otra parte, el médico de atención primaria goza del conocimiento y confianza de toda la familia, con lo cual le resulta más fácil el despistaje de la enfermedad en el resto de miembros de la familia o, al menos, el convencerlos para acudir a un servicio de nefrología/genética si el diagnóstico lo requiere.

Estas enfermedades hereditarias generan en los familiares grandes sentimientos de culpa e, incluso, se convierten en un tema tabú entre ellos. El médico deberá prestar una especial atención a este hecho, desdramatizando el componente hereditario de la enfermedad y siendo especialmente cauto en desvelar la afectación de otros miembros de la familia.

4   Diagnóstico molecular

Actualmente, está disponible el diagnóstico molecular para varias de estas enfermedades. Pero debemos saber en qué consiste y cuándo tiene sentido solicitarlo. Se trata de un estudio complejo y costoso que debe ser realizado con un objetivo concreto.

Para las enfermedades genéticas con un patrón de herencia mendeliano, el diagnóstico molecular se puede realizar de dos formas:

1. análisis indirecto, que por lo general implica un estudio de ligamiento;

2. análisis directo, que requiere la identificación de la mutación responsable de la enfermedad.

Para aplicar el diagnóstico indirecto deben tenerse en cuenta los siguientes puntos:

- El gen responsable de la enfermedad debe estar localizado.
- Se requieren marcadores polimórficos informativos, intragénicos o adyacentes a dicho gen.
- Son necesarias muestras de varios familiares (tanto sanos como afectados) y no puede realizarse si sólo se dispone del caso índice.
- Es imprescindible un diagnóstico clínico preciso de los familiares del caso índice.
- La recombinación genética entre el marcador y el gen puede disminuir la probabilidad del resultado.
- Si existe heterogeneidad genética (más de un gen causante de la enfermedad), debe analizarse el ligamiento a todos los posibles *loci*.

El análisis directo tiene por objetivo identificar la mutación responsable de la enfermedad. Se puede aplicar a los casos familiares y a los esporádicos *(de novo)* de la enfermedad, lo que representa una ventaja respecto al análisis indirecto, que sólo es útil para los casos familiares. El requisito indispensable para este estudio es que el gen haya sido identificado y tenga unas características adecuadas para su análisis. Por ejemplo, el análisis de ligamiento sigue siendo la mejor estrategia molecular en la PQRAD, ya que la complejidad del gen impide el diagnóstico directo.

El estudio molecular, en las enfermedades renales hereditarias, puede ser aplicado en la confirmación diagnóstica de casos dudosos, en el diagnóstico presintomático, en el estudio de portadores y en el diagnóstico prenatal o preimplantacional.

Para el diagnóstico molecular de una enfermedad renal hereditaria, se informa a los afectados y se valora la indicación de este estudio. Si la familia solicita dicho diagnóstico y éste, efectivamente, es oportuno, se deberá obtener el consentimiento informado por parte de cada miembro de la familia. A continuación, se extrae DNA/RNA de una muestra de sangre/tejido de cada uno de los familiares necesarios y se encarga realizar el estudio molecular directo o indirecto a un biólogo molecular.

5   Seguimiento

La gran mayoría de estas enfermedades requieren seguimiento por parte de un nefrólogo. Existe alguna excepción como la enfermedad del colágeno IV (también conocida como hematuria familiar benigna).[8] En este caso, tras confirmar que se trata de esta entidad (dismorfia de los hematíes, ausencia de otra causa de hematuria), se debe hacer un seguimiento anual con el fin de detectar de forma precoz la poco frecuente aparición de proteinuria e IRC.

Otra enfermedad a la que, por su elevada prevalencia (1/800), se enfrenta el médico de cabecera es la poliquistosis renal[3,5] (véanse las figuras 1 y 2). Es frecuente que el diagnóstico de la enfermedad en fases tempranas resulte complejo. Los criterios diagnósticos de poliquistosis renal autosómica dominante, en pacientes con antecedentes familiares, son los siguientes:[6]

- Entre 15 y 39 años: tres o más quistes (uni o bilaterales).
- Entre 40 y 59 años: dos o más quistes en cada riñón.
- En mayores de 60 años: cuatro o más quistes en cada riñón.
- Menos de dos quistes en un individuo con antecedentes familiares de la enfermedad y más de 40 años, se excluye la poliquistosis.

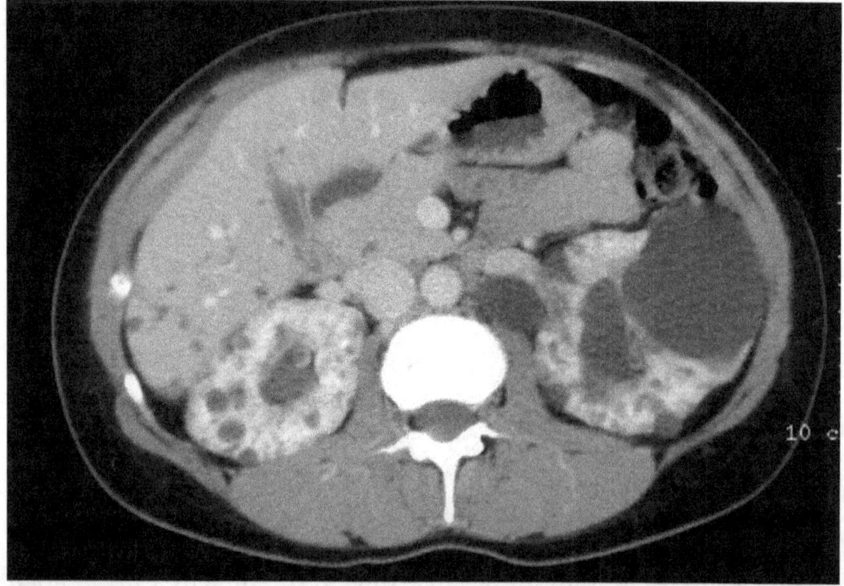

Figura 1. TAC abdominal en la poliquistosis renal autosómica dominante.

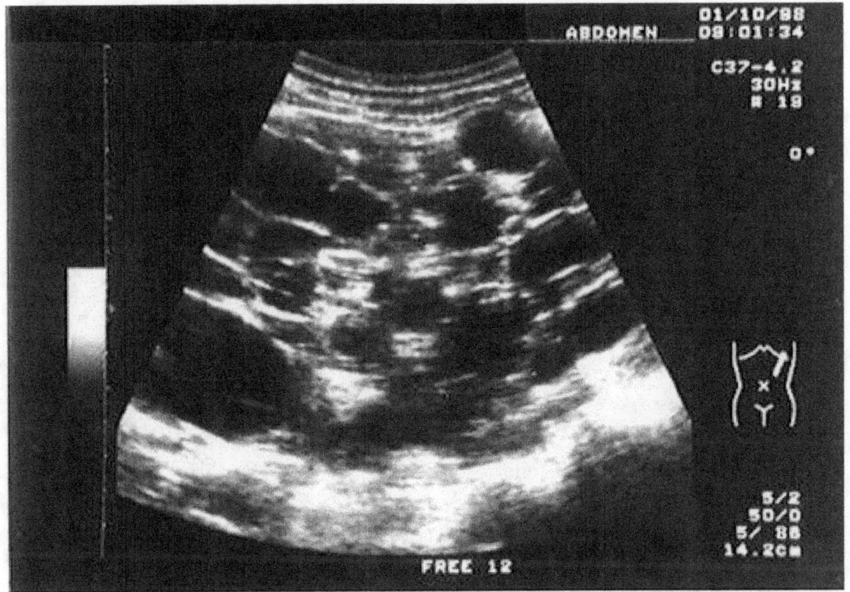

Figura 2. Ecografía abdominal en la poliquistosis renal autosómica dominante.

El hallazgo de algunos quistes simples en individuos de edad avanzada es algo común. Y aún es más común en presencia de insuficiencia renal. Sólo pensaremos en insuficiencia renal causada por PQRAD cuando los quistes condicionen de forma global un aumento de tamaño renal. En la PQRAD, primero se detecta un aumento de tamaño renal, hipertensión y más adelante insuficiencia renal; pero la presencia de ésta con tamaño renal conservado es excepcional.

6   Perspectiva

La genética molecular va a permitir en los próximos años la identificación y un mejor conocimiento de las enfermedades renales hereditarias. Esto implicará que el consejo genético pueda establecerse de una manera más adecuada. Por otra parte, es de esperar que cada vez dispongamos de más terapias con las que evitar o minimizar los efectos deletéreos de estas enfermedades como ocurre en la enfermedad de Fabry, la cistinosis y, confiemos que a medio plazo, en la poliquistosis renal autosómica dominante. Esta visión optimista no debe apartarnos del estudio clínico del paciente y de sus familiares o de ratificar con la tecnología actual los datos más relevantes de la enfermedad, ni pretender que la identificación del gen, o genes causantes de estas patologías, resuelva toda la problemática de estos enfermos y de sus familiares. Los avances brillantes efectuados durante la última década no aportan al clínico terapias efectivas con las que controlar la mayoría de estas enfermedades. El desarrollo del estudio genético molecular aportará en las próximas décadas vías terapéuticas válidas para solventar o mejorar el porvenir de estos enfermos.

BIBLIOGRAFÍA

1. Revisiones sobre el tema en www.ncbi.nlm.nih.gov/Omim.
2. Revista Nefrología. Monografía Enfermedades renales hereditarias. Vol. XXIII. Suplemento 01, 2003.
3. Cystic and inherited kidney diseases. Rizk D, Chapman AB. Am J Kidney Dis 2003; 42: 1305-317.
4. Fervenza FC, Torra R, Lager DJ. Fabry disease: an underrecognized cause of proteinuria. Kidney Int 2008; 73(10): 1193-199.
5. Grantham JJ. Clinical practice. Autosomal dominant polycystic kidney disease. N Engl J Med 2008; 359(14): 1477-485.
6. Pei Y, Obaji J, Dupuis A *et al.* Unified criteria for ultrasonographic diagnosis of ADPKD. J Am Soc Nephrol 2009; 20(1): 205-12.
7. Crino PB, Nathanson KL, Henske EP. The tuberous sclerosis complex. N Engl J Med 2006; 355(13): 1345-356.
8. Torra R, Tazón-Vega B, Ars E *et al.* Collagen type IV (alpha3-alpha4) nephropathy: from isolated hematuria to renal failure. Nephrol Dial Transplant 2004; 19(10): 2429-432.
9. Cohen RA, Brown RS. Clinical practice. Microscopic hematuria. N Engl J Med 2003; 348(23): 2330-338.
10. Gubler MC. Inherited diseases of the glomerular basement membrane. Nat Clin Pract Nephrol 2008; 4(1): 24-37.

Capítulo 9-A
Complicaciones de la IRC: anemia

Dr. A. Cases Amenós, Dra. S. Collado Nieto,
Dra. E. Coll Piera

1   Introducción

Los pacientes con insuficiencia renal crónica (IRC) avanzada y, especialmente, aquéllos con IRC terminal que precisan tratamiento sustitutivo renal presentan anemia con frecuencia. Es una anemia normocítica, normocrómica e hiporregenerativa, ya que se observa una hipoplasia eritroide en la médula ósea.[1]

La anemia asociada a la enfermedad renal crónica (ERC), generalmente, aparece cuando el filtrado glomerular (FG) es inferior a 30 ml/min/1,73 m^2 (estadio 4 de ERC), aunque puede aparecer en estadios más precoces (FGe < 60 ml/min/1,73 m^2), por ejemplo, en los pacientes diabéticos, con FGe < 45 ml/min/1,73 m^2. Si no se trata, la anemia se asocia con una disminución de la liberación y utilización de oxígeno a nivel tisular, así como de un aumento compensatorio del gasto cardíaco que, si persiste en el tiempo, favorece el desarrollo de hipertrofia y dilatación del ventrículo izquierdo, así como insuficiencia cardíaca. También se asocia con una disminución de la tolerancia al ejercicio y de la capacidad cognitiva, aletargamiento, anorexia, depresión, alteración de los ciclos menstruales o de la respuesta inmune, entre otros síntomas y signos. Ello se traduce en una disminución de la calidad de vida y en un aumento de la morbimortalidad, principalmente, de origen cardiovascular. La presencia de anemia ha demostrado un efecto multiplicador sobre el riesgo cardiovascular en la IRC. Algunos estudios recientes sugieren que la anemia es también un factor de riesgo de progresión de la propia enfermedad renal.[9]

La causa principal de la anemia en pacientes con IRC es la producción insuficiente de eritropoyetina (EPO). La EPO es una glicoproteína de 165 AA con un peso molecular de 30,4 kDa, producida en el individuo adulto, fundamentalmente, en los fibroblastos peritubulares del córtex renal y, en menor medida, en el hígado. Sus niveles plasmáticos normales oscilan entre 10 y 30 mU/ml, pero su producción aumenta de forma rápida y dramática en situaciones de hipoxia, en las que puede alcanzar niveles séricos mucho más altos.[1]

La EPO se une a su receptor estimulando la proliferación y diferenciación de los precursores eritroides e inhibiendo su apoptosis. En la IRC, los niveles séricos de EPO son inapropiadamente bajos para los niveles de hemoglobina. Otros factores que pueden contribuir a la anemia en estos pacientes son:

- El *déficit de hierro*: los pacientes renales tienen una propensión a pérdidas sanguíneas, debido a extracciones repetidas, pérdidas a través de líneas y dializadores en los pacientes en hemodiálisis o a nivel gastrointestinal. El hierro es esencial para la formación de hemoglobina y el tratamiento con agentes estimuladores de la eritropoyesis (AEE) es más efectivo cuando existen unos depósitos adecuados de este mineral. Además, parece que la absorción intestinal de hierro está alterada en la IRC.
- *Vida media de los hematíes disminuida*: se reduce de acuerdo con la severidad de la uremia.
- La *inhibición de la eritropoyesis por las toxinas urémicas* es un tema debatido, ya que aunque el suero urémico inhibe de forma experimental la eritropoyesis, la médula ósea de los pacientes urémicos responde normalmente a la EPO.
- *Inflamación*: las infecciones crónicas y la inflamación se han asociado con anemia y en estas situaciones, la respuesta a los AEE está disminuida. Los mecanismos de esta resistencia parecen estar mediados por varias citocinas. La inflamación también afecta de un modo negativo a la disponibilidad de hierro para la eritropoyesis.

Otros factores potencialmente implicados en la anemia asociada a la IRC son: el hiperparatiroidismo severo, una diálisis inadecuada, la toxicidad por aluminio, el déficit de folato o vitamina B_{12}, así como otras comorbilidades (neoplasias, mieloma múltiple, malnutrición, hemoglobinopatías) o fármacos (IECAs, ARA II, inmunosupresores).[1]

2   Diagnóstico

A todos los pacientes con IRC debe realizárseles un hemograma, al menos, anualmente. Se considera anemia cuando la concentración de hemoglobina (Hb) es inferior al valor medio de la población normal, ajustado para la edad y el sexo: inferior a 13,5 g/dl en varones adultos o inferior a 12 g/dl en mujeres adultas, según los nuevos criterios de la ERA-EDTA ERBP Advisory Board.[3,4,6,7]

Los pacientes renales con anemia, independientemente del estadio y de la etiología, deben ser evaluados con el fin de instaurar un tratamiento precoz cuando esté indicado. En la evaluación inicial de la anemia del paciente con IRC debe medirse siempre la hemoglobina y los índices de los hematíes VCM y HCM (para filiar el tipo de anemia); además, debe hacerse un recuento reticulocitario (para evaluar la actividad eritropoyética), así como un recuento de leucocitos y plaquetas o parámetros del metabolismo férrico (índice de saturación de transferrina, como marcador del hierro funcional disponible y ferritina sérica, como marcador de los depósitos de hierro). También es interesante mirar la proteína C reactiva (para evaluar el estado inflamatorio) y descartar dosis insuficiente de diálisis. Ello permitirá detectar y corregir otras causas de anemia no debidas al déficit de EPO.[3]

En situaciones especiales en que se sospechen causas más complejas, puede considerarse estudiar: pérdidas ocultas en heces, vitamina B_{12}, ácido fólico, receptor soluble de transferrina, pruebas de hemólisis (haptoglobina, LDH, bilirrubina, test de Coombs), electroforesis/inmunofijación en plasma y orina, electroforesis de hemoglobinas, aspirado medular o niveles séricos de parathormona (PTH), aluminio o de EPO.

Si en el estudio de la anemia no se objetiva otra causa y existe una alteración significativa de la función renal, el origen más probable de la misma es una producción insuficiente de EPO.

3   Tratamiento con agentes estimuladores de la eritropoyesis (AEE)

El aislamiento y clonación del gen de eritropoyetina permitió su producción y revolucionó el tratamiento de la anemia renal. El tratamiento con AEE debe considerarse en todos los pacientes con IRC (en tratamiento conservador, diálisis o trasplantados renales) que presenten valores de hemoglobina < 11 g/dl al menos en dos ocasiones, siempre y cuando se hayan descartado o corregido otras posibles causas de anemia.[3,4] Estos pacientes serían tributarios de ser remitidos al servicio de nefrología para iniciar tratamiento con AEE.

El tratamiento con AEE se ha asociado con una mejora de la calidad de vida, de la tolerancia al ejercicio y de la función cognitiva, así como

Índice de saturación de transferrina (IST)	Ferritina
– ≥ 20 % – 50 % límite alto	– IRC no en hemodiálisis > 100 ng/ml – Hemodiálisis > 200 ng/ml – No es aconsejable > 500 ng/ml de forma rutinaria

Tabla 1. Parámetros férricos aconsejados en pacientes con IRC.

con una disminución de la fatiga y la depresión, además de una mejoría del apetito y de otros síntomas asociados. También se relaciona con la corrección de las adaptaciones fisiológicas cardiovasculares asociadas, así como con la reducción de la hipertrofia ventricular izquierda y del peligro de desarrollar insuficiencia cardíaca; una reducción de la morbilidad y del riesgo de hospitalización, sin descartar una menor mortalidad. Sin embargo, los resultados sobre si su corrección se asocia con un ralentizamiento de la progresión de la enfermedad renal no son concluyentes.[1]

Es fundamental, antes de iniciar tratamiento con AEE, asegurar unos depósitos de hierro adecuados para conseguir una respuesta efectiva al tratamiento (véase la tabla 1). Nótese que los valores de parámetros férricos necesarios en los pacientes con IRC son superiores a los valores considerados normales para la población general. Por ello, generalmente es necesario administrar suplementos de hierro en pacientes que reciben o vayan a recibir AEE, ya que las demandas de este mineral por la médula ósea durante el tratamiento, con frecuencia, exceden la cantidad de hierro disponible para la eritropoyesis. Las formulaciones orales son más sencillas, cómodas y económicas, pero resultan poco efectivas en la mayoría de pacientes en hemodiálisis, debido a la pobre absorción de hierro oral y sus mayores pérdidas sanguíneas. Además, a menudo se asocian a intolerancia gastrointestinal. Por ello, en la mayoría de casos se precisa administrar hierro por vía endovenosa, lo que ha demostrado ampliamente su eficacia para aumentar los niveles de hemoglobina y disminuir las dosis necesarias de AEE.

3.1   Nivel diana de hemoglobina que es preciso conseguir durante el tratamiento con AEE

Idealmente, el nivel óptimo de hemoglobina en pacientes con IRC dependería de sus circunstancias, como su nivel de actividad diaria o el tipo de empleo que desempeña, así como de las comorbilidades (enfermedad coronaria, insuficiencia cardíaca, enfermedad pulmonar obstructiva crónica, etcétera). Por desgracia, no se dispone de evidencias basadas en estudios controlados sobre los que tomar una decisión individualizada de tratamiento.

Aunque existen algunas discrepancias entre los estudios realizados hasta el momento, el hallazgo más consistente es que niveles Hb > 11 g/dl se asocian con un mejor pronóstico, tanto en pacientes en diálisis como con IRC en tratamiento conservador.[5] Respecto al efecto beneficioso de niveles de Hb > 13 g/dl, los datos son menos consistentes y limitados por el escaso número de pacientes con estos niveles. En varios estudios recientes se han comparado los posibles beneficios clínicos y efectos adversos de una corrección total o casi total *versus* una corrección parcial de la anemia en la IRC. Hay evidencias de que niveles de Hb > 13 g/dl se asociarían con un aumento de la morbilidad y mortalidad en algunos estudios, aunque no en todos. La corrección total de los niveles de hemoglobina tampoco ha demostrado un mayor beneficio sobre la regresión de la masa del ventrículo izquierdo que la corrección parcial, aunque la mayoría de estudios describen una mejoría de la calidad de vida. Por otro lado, la corrección completa de la anemia se ha asociado con un aumento de efectos adversos, como mayor riesgo de eventos cerebrovasculares o trombosis del acceso vascular, en algunos de estos estudios. Además, la normalización de la hemoglobina requiere mayores dosis de AEE, que la corrección parcial, lo que genera mayor coste de tratamiento.

Parece, pues, adecuado, y a falta de más estudios que aclaren estos aspectos, seguir las recientes recomendaciones de las guías de la NKF-K/DOQI de 2007: alcanzar unos niveles objetivo de hemoglobina entre 11-12 g/dl, tanto en la IRC como en diálisis, y que el nivel de hemoglobina diana no exceda los 13 g/dl. Aunque también parece razonable una individualización, así como considerar niveles entre 11-12 g/dl en pacientes con enfermedad cardiovascular o diabéticos y hasta 13 g/dl en otros grupos con menor riesgo, sobre todo en pacientes con una vida activa.[6,7]

3.2   *Tratamientos actuales con AEE*

Los primeros AEE (la eritropoyetina recombinante humana alfa y beta) se consideran de vida media corta y deben ser administrados con mayor frecuencia (de una a tres veces por semana). Más recientemente, se introdujo la darbepoetina alfa, una variante hiperglicosilada de la molécula de EPO, que contiene cinco cadenas de N-glicosilación en lugar de tres. Ello le confiere un peso molecular mayor (37,1 kDa) y una vida media más larga, lo que permite intervalos de dosificación más prolongados (cada semana o cada quince días e, incluso, cada mes en pacientes seleccionados) y es, igualmente, eficaz por vía IV y SC. *Continuous erythropoietin receptor activator* (CERA) es un nuevo agente eritropoyético de reciente comercialización en España. Esta molécula, conseguida mediante la integración de una cadena de metoxipolietilenglicol en una molécula de epoetina beta, tiene un peso molecular (aproximadamente 60 kDa) que casi dobla el peso molecular de la EPO. Por ello, su vida media es mucho más prolongada. CERA puede ser administrada y es asimismo eficaz por vía SC o IV, y puede administrarse cada dos semanas en fase de corrección y cada cuatro semanas en fase de mantenimiento. Tanto la darbepoetina alfa como el CERA son considerados como AEE de vida media larga.

Tras comparar la eficacia y seguridad de la EPO, la darbepoetina y el CERA, se ha demostrado que todos los AEE son eficaces en las fases de corrección y mantenimiento, con un perfil de seguridad similar. La principal diferencia entre ellos estriba en su vida media, que permite intervalos de administración más prolongados con la darbepoetina y el CERA, lo que puede aportar ventajas tanto para el paciente como para el personal sanitario.

La respuesta a los AEE es dosis-dependiente, pero con una gran variabilidad entre pacientes. La respuesta a la epoetina también depende de la vía de administración, ya que en hemodiálisis, la administración de esta molécula por vía subcutánea requiere dosis un 30 % menores para alcanzar los niveles diana de hemoglobina que cuando se administra por vía endovenosa. No parecen observarse estas diferencias con la darbepoetina alfa o el metoxipolietilenglicol epoetina beta (CERA), probablemente, debido a su mayor vida media.

Así pues, la vía de administración preferida en pacientes con IRC o diálisis peritoneal será la SC y, en pacientes en hemodiálisis, la EV, dado el mayor disconfort para el paciente y el mayor riesgo de desarrollar aplasia pura de células rojas por anticuerpos neutralizantes frente EPO cuando se administra por vía SC.

El tratamiento de la anemia con AEE puede dividirse en dos fases, una de corrección y otra de mantenimiento:

En la *fase de corrección*, la epoetina alfa y beta requieren ser administradas dos o tres veces por semana, especialmente si se escoge la vía EV, aunque hay evidencias de la eficacia de la epoetina beta en dosis única semanal en pacientes prediálisis administrada por vía SC. Las dosis inicial de epoetina es 40-50 UI/kg tres veces por semana cuando se administra por vía EV y 20 UI/kg tres veces por semana por vía SC. La dosis de inicio recomendada de darbepoetina alfa es de 0,45 µg/kg una vez a la semana o 0,75 µg/kg cada dos semanas administradas por vía EV o SC. La dosis recomendada de CERA es 0,6 µg/kg cada dos semanas administrada por vía EV o SC. Durante la fase de corrección, los niveles de hemoglobina deben monitorizarse cada dos a cuatro semanas. Durante el primer mes de tratamiento, el aumento de Hb debería situarse entre 1-2 g/dl; un cambio inferior a 1 g/dl puede indicar la necesidad de aumentar la dosis en un 25 %. Aumentos superiores a 2 g/dl al mes aconsejan la reducción de la dosis de AEE en un 25-50 %.

Cuando los niveles de hemoglobina se han estabilizado en niveles diana *(fase de mantenimiento),* se aconseja que la monitorización de la hemoglobina se realice cada uno o dos meses y, tal vez, en intervalos más prolongados en pacientes que no estén en diálisis. Durante esta fase, el tratamiento se ajustará para mantener los niveles de Hb entre los intervalos referidos anteriormente. En fase de mantenimiento, la epoetina puede administrarse tres veces por semana por vía EV o una vez por vía SC. La darbepoetina puede administrarse cada una o dos semanas por vía SC o EV e, incluso, cada cuatro semanas en pacientes seleccionados administrada por vía SC. El CERA puede administrarse cada cuatro semanas en fase de mantenimiento, tanto por vía EV como SC.

Las dosis de AEE no deberían ajustarse más de una vez al mes, ya que para que se alcance el equilibrio se requiere un período de dos a seis semanas.[3,7]

3.3 *Complicaciones del tratamiento con agentes estimuladores de la eritropoyesis*

Las complicaciones más frecuentes del tratamiento con AEE son la hipertensión arterial y un aumento del riesgo de trombosis del acceso vascular. La presión arterial debe monitorizarse en los pacientes con IRC, sobre todo al inicio del tratamiento, ya que en, aproximadamente, un 23 % de ellos se observa un aumento de la presión arterial, lo que requerirá el inicio o el reforzamiento del tratamiento antihipertensivo. No debe suspenderse el tratamiento con AEE salvo que la hipertensión sea rebelde al tratamiento o que el paciente desarrolle encefalopatía hipertensiva. Tampoco debería iniciarse el tratamiento con AEE en pacientes con hipertensión no controlada. Otros efectos adversos asociados son cefalea (alrededor de un 15 % de los casos) y cuadros pseudogripales (5 % de los casos). También se ha descrito dolor en la zona de punción cuando se administran por vía SC. Inicialmente, se describió una mayor incidencia de convulsiones durante el tratamiento con EPO, pero no se ha confirmado en estudios más recientes. En pacientes que reciben EPO por vía subcutánea se ha descrito en raras ocasiones el desarrollo de aplasia pura de células rojas asociadas a la presencia de anticuerpos neutralizantes. Ésta es una complicación infrecuente, pero grave, asociada al tratamiento con EPO por vía SC y caracterizada por una anemia normocítica progresiva, severa, de inicio rápido, con reticulocitopenia y la práctica ausencia de precursores eritroides en la médula ósea. Si se confirma su diagnóstico, se debe suspender la terapia con EPO y hacer transfusiones sanguíneas si el paciente está sintomático.[1]

4   Resistencia al tratamiento con AEE

Debe sospecharse una anemia resistente el tratamiento con AEE cuando el paciente precisa, para mantener las cifras de hemoglobina diana, una dosis de epoetina > 300 UI/kg por semana o dosis equivalentes de otros AEE de forma continuada. La causa más frecuente de esta resistencia es un déficit absoluto de hierro, debido a pérdidas o agotamiento de sus depósitos. En el déficit funcional de hierro también existe una buena respuesta a los suplementos de dicho mineral. La inflamación crónica y el aumento asociado de la producción de citocinas producen un bloqueo de la eritropoyesis y pueden ser la causa de dicha resistencia. La presencia de un trasplante renal fallido o de una infección oculta del acceso vascular puede ser, a su vez, causa de inflamación subyacente y de resistencia al tratamiento. En estos casos, la trasplantectomía o la resección de la prótesis infectada, respectivamente, mejoran la respuesta a los AEE.

Una dosis insuficiente de diálisis también se asocia con una respuesta disminuida a los AEE, por lo que es importante asegurar una dosis de diálisis adecuada. Otras causas de resistencia a los AEE están descritas en la tabla 2.[1]

- Déficit absoluto o funcional de hierro
- Infección/inflamación (por ejemplo, trasplante renal fallido, infección oculta del acceso vascular)
- Hiperparatiroidismo severo/osteitis fibrosa
- Toxicidad por aluminio
- Hemoglobinopatías (talasemia, anemia de células falciformes)
- Déficit vitamínico (folato, B_{12})
- Mieloma múltiple, mielofibrosis, síndrome mielodisplásico
- Neoplasias
- Malnutrición
- Hemólisis
- Dosis de diálisis inadecuada
- Déficit de carnitina
- Fármacos (inmunosupresores, agentes citotóxicos, IECAs/ARA II)
- Obesidad (si EPO subcutánea)
- Aplasia pura de células rojas por anticuerpos antiEPO

Tabla 2. Causas de resistencia al tratamiento con agentes eritropoyéticos.

5 Tratamientos alternativos

En pacientes con hiporrespuesta a los AEE se han propuesto tratamientos coadyuvantes, aunque no existen evidencias suficientes que avalen su uso.

Terapia androgénica: su mecanismo de acción no está totalmente aclarado y fue empleada antes de la aparición de los AEE. También se ha descrito que su uso puede mejorar los parámetros nutricionales en pacientes en diálisis debido a sus propiedades anabólicas. En general, es mal tolerada por sus efectos secundarios y, en la actualidad, se desaconseja como adyuvante de los AEE.

También se ha propuesto la L-carnitina, la vitamina C (especialmente en pacientes con déficit funcional de hierro), la vitamina B_{12} y el ácido fólico (indicadas en pacientes con anemia macrocítica, sobre todo si se demuestra déficit de estas vitaminas).

Se han ensayado también pentoxifilina, vitamina E, glutatión reducido u otros antioxidantes, aunque las evidencias para recomendar su uso también son escasas.[4]

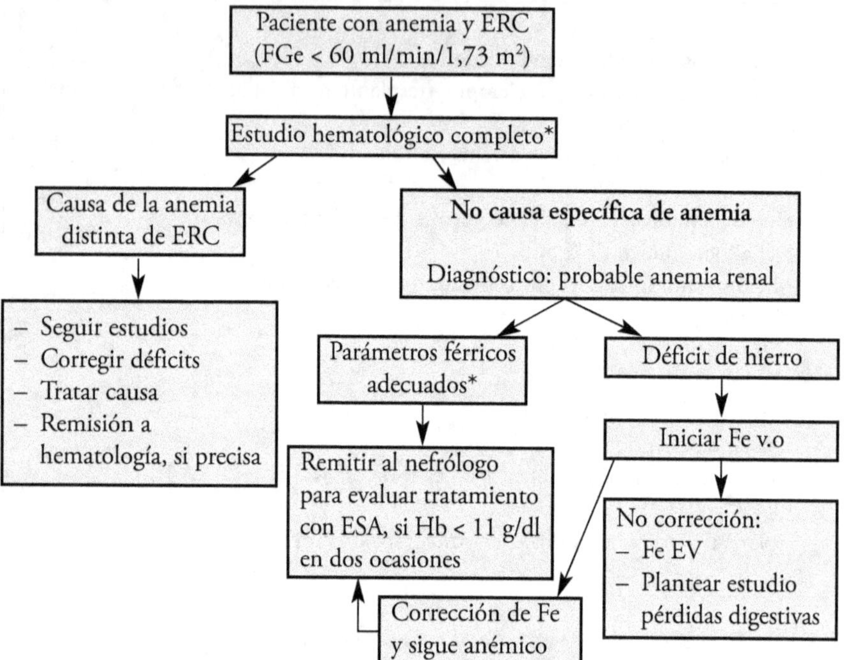

*Ver texto para estudio hematológico completo y normalidad parámetros férricos en ERC.

Tabla 3. Algoritmo de estudio y remisión a nefrología por anemia renal.

6 Transfusiones sanguíneas

Debe evitarse, si es posible, recurrir a transfusiones en los pacientes con IRC, especialmente en aquéllos en lista de espera de trasplante renal. Dada la disponibilidad de AEE y la respuesta casi universal a los mismos, en la actualidad, se precisan pocas transfusiones sanguíneas. No existe un valor de hemoglobina que indique la necesidad absoluta de transfusión en los pacientes con IRC, por lo que se considerará la estabilidad de la hemoglobina y la condición clínica del paciente (por ejemplo, anemia sintomática, anemización aguda por pérdidas o hemólisis, etcétera).

En caso de precisar transfusión, el objetivo de hemoglobina a conseguir serían unos niveles > 10 g/dL, que son suficientes para mejorar el aporte tisular de oxígeno, maximizar los beneficios cardiovasculares y proporcionar un nivel de Hb seguro en pacientes con sangrado activo.

7 Remisión a nefrología del paciente con ERC y anemia

Según el documento de consenso Sociedad Española de Nefrología-Sociedad Española de Medicina Familiar y Comunitaria (SEN-SEMFYC), debe realizarse periódicamente un hemograma a todo paciente con FGe < 60 ml/min/1,73 m^2. Si aparece anemia, según los criterios antes definidos, deben investigarse las posibles causas (véase estudio de anemia en la ERC). Si, excluidas o corregidas estas causas, el paciente sigue anémico, se considerará que tiene una anemia renal.

Si la Hb es < 11g/dl al menos en dos ocasiones y sin evidencia de ferropenia, se remitirá el paciente al nefrólogo para valorar tratamiento con AEE (véase la tabla 3) y, si fuera necesario, previamente se administrará hierro parenteral.[8]

Si los niveles de ferritina son < 100 ng/ml y el índice de saturación de transferrina < 20 %, se iniciaría hierro, preferentemente, por vía oral; pero aquellos pacientes que no consigan los objetivos o no toleren esta formulación pueden tratarse con hierro parenteral.

BIBLIOGRAFÍA

1. Davison AM, Cameron JS, Grünfeld JP *et al.* Hematological disorders. Oxford Textbook of Clinical Nephrology. Oxford University Press 2005; 1806-827.
2. McClellan W, Aronoff SL, Bolton WK *et al.* The prevalence of anemia in patients with chronic kidney disease. Curr Med Res Opin 2004; 20: 1501-510.
3. Locatelli F, Aljama P, Bárány P *et al.* European best practice guidelines working group. Revised European Best Practice Guidelines for the Management of Anemia in Patients with Chronic Renal Failure. Nephrol Dial Transplant 2004; 19(supl 2): ii1-47.
4. KDOQI; National Kidney Foundation. KDOQI Clinical practice guidelines and clinical practice recommendations for anemia in chronic kidney disease. Am J Kidney Dis 2006; 47(5 suppl 3): S11-145.
5. Volkova N, Arab L. Evidence-based systematic literature review of hemoglo-bin/hematocrit and all-cause mortality in dialysis patients. Am J Kidney Dis 2006; 47: 24-36.
6. KDOQI. Clinical practice guideline and clinical practice recommendations for anemia in chronic kidney disease: 2007 update of hemoglobin target. Am J Kidney Dis 2007; 50: 471-530.
7. Locatelli F, Covic A, Eckardt KU *et al.* ERA-EDTA ERBP Advisory Board. Anaemia management in patients with chronic kidney disease: a position statement by the Anaemia Working Group of European Renal Best Practice (ERBP). Nephrol Dial Transplant 2009; 24: 348-54.
8. Alcázar R, Egocheaga MI, Orte L *et al.* Documento de consenso sobre la enfermedad renal crónica SEN-SEMFYC. Nefrología 2008; 28: 273-82.
9. Cases A, Coll E, Collado S. Anemia en la insuficiencia renal crónica y sus implicaciones cardiovasculares. Med Clin 2009 (supl) (en prensa).

Capítulo 9-B
Complicaciones de la IRC: hiperparatiroidismo secundario

DRA. I. MARTÍNEZ FERNÁNDEZ

1   Introducción

El hiperparatiroidismo secundario (HPT 2.°) se desarrolla en el contexto de la enfermedad renal crónica (ERC). Inicialmente, se relacionó sólo con la enfermedad ósea, por lo que HPT 2.° y osteodistrofia renal (ODR) fueron considerados sinónimos. Sin embargo, las investigaciones realizadas en los últimos años han demostrado que las calcificaciones vasculares que se desarrollan en el contexto de la ERC también se deben, en gran parte, al HPT 2.°. Los paciente afectos de ERC tienen un riesgo cardiovascular mucho mayor que la población sin esta patología.[1] Estos conceptos han creado un nuevo término: alteraciones del metabolismo óseo y mineral, en el contexto de la enfermedad renal crónica (AMOM-ERC), un síndrome clínico que se manifiesta como la combinación de:

- Alteraciones en los niveles de calcio, fósforo, hormona paratiroidea (PTH) y calcitriol.
- Anormalidades en el remodelado, volumen y crecimiento del hueso.
- Calcificaciones vasculares, valvulares y de otros tejidos blandos, consideradas como calcificaciones ectópicas.

2   Fisiopatología

2.1   *Factores implicados*

2.1.1   *Calcio*

Este mineral penetra en el organismo por vía digestiva a partir de los alimentos y se absorbe gracias a la acción de la vitamina D activa

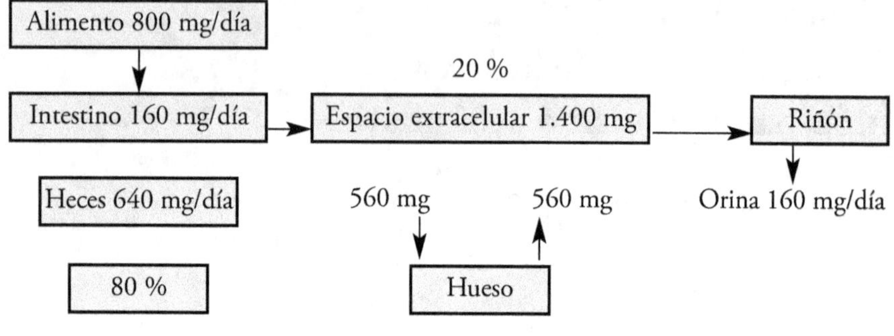

Figura 1. Calcio.

$(1\text{-}25[OH]_2D_3)$, llamada también calcitriol. En condiciones normales, a lo largo del día se ingieren entre 800-1.000 mg de calcio. De este total sólo se absorbe un 20 % que, tras el intercambio en el hueso, se elimina por la orina, de forma que el balance diario de calcio es 0 (véase la figura 1).

2.1.1.1   Calcio ingerido y absorción intestinal neta

La absorción del calcio procedente de los alimentos se produce en el intestino delgado. El transporte de calcio, a través de la pared intestinal, puede realizarse en dos direcciones: secreción y absorción que puede, a su vez, ser transcelular y paracelular. El factor regulador más importan-

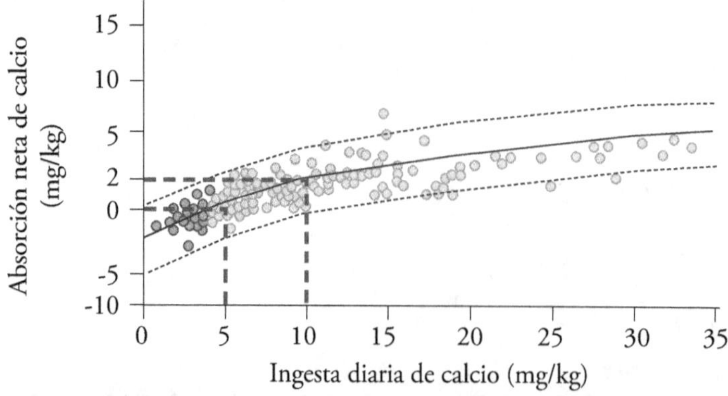

Figura 2. Calcio ingerido y su absorción intestinal neta.

te de la absorción intestinal de calcio es el calcitriol. La unión del calcitriol a su receptor (VDR) propicia la síntesis de proteínas transportadoras de calcio y, probablemente, también la síntesis o activación de la bomba calcio-ATPasa. Todo ello favorecerá el paso del calcio a través de las células de la mucosa intestinal.[2] Otro factor que interviene en la cantidad de calcio absorbida es la cantidad ingerida. En el gráfico de la figura 2 se observa que una toma inferior a 5 mg/kg/día puede dar lugar a una pérdida intestinal neta de calcio, dado que la secreción puede ser mayor que la absorción. De ahí la importancia de una ingesta adecuada[3] (véase la figura 2).

2.1.2   Fósforo

Éste es el compañero habitual del calcio, ya que se absorbe en los mismos lugares del tubo digestivo, también favorecido por la acción del calcitriol. Sin embargo, el fósforo tiene una absorción paracelular que escapa a la acción del calcitriol y que es directamente proporcional a su ingesta. La toma de fósforo varía con la cantidad de proteínas de la dieta y, habitualmente, oscila entre 1 y 1,4 g/día; un tercio es eliminado por las heces y los otros dos tercios son eliminados por la orina tras haber sido, en parte, intercambiados en el hueso (véase la figura 3). Mientras que de calcio sólo se absorbe el 20 % de la cantidad ingerida, del fósforo se absorben dos terceras partes, lo que explica que la hiperfosfatemia dependa más de la ingesta.

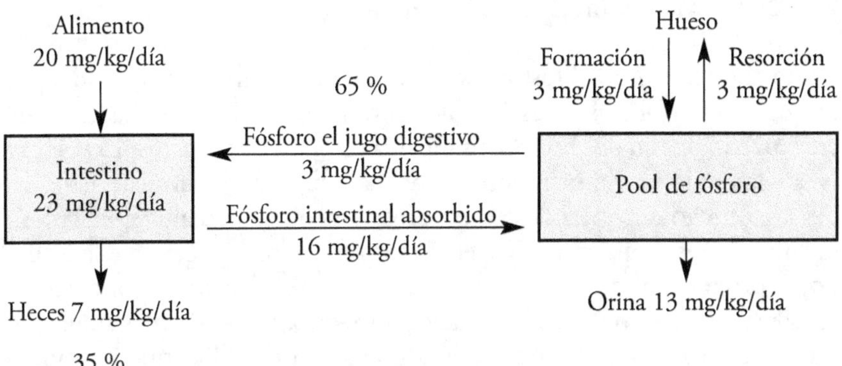

Figura 3. Fósforo.

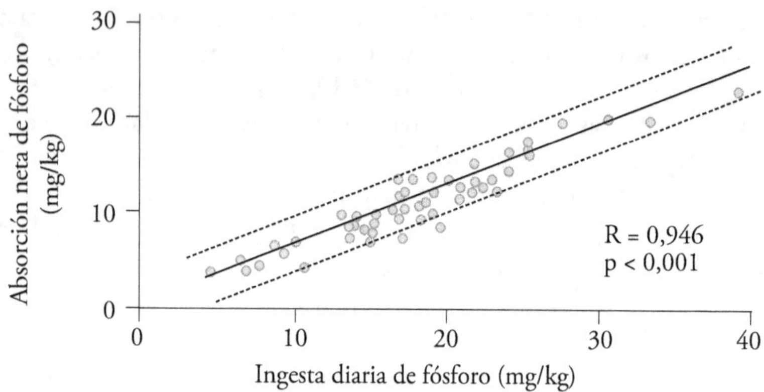

Figura 4. Fósforo ingerido y su absorción intestinal neta.

2.1.2.1   Fósforo ingerido y absorción intestinal neta

Al igual que el calcio, el fósforo se absorbe en el tubo digestivo, concretamente en el intestino delgado, mediante una ruta transepitelial y paracelular, en gran parte de forma activa con requerimiento de energía y estimulado por el calcitriol. La absorción de fósforo es lineal, no saturable y proporcional a la ingesta, lo que resalta la importancia de la dieta en la absorción de fósforo (véase la figura 4). No obstante, elevadas concentraciones intestinales de calcio pueden disminuir la absorción de fósforo, de ahí la acción de los quelantes del fósforo con contenido cálcico.

2.1.2.1.1   Mantenimiento de los iones

Tanto el calcio como el fósforo son iones indispensables para la vida, por lo que su control es imprescindible. El organismo tiene dos sistemas de control basados en dos hormonas hipercalcemiantes: el calcitriol y la PTH (véase la figura 5). En situación normal, la calcemia se mantiene al absorber la cantidad necesaria de calcio de los alimentos, mediante el calcitriol. Cuando, por cualquier motivo, el aporte a través de la dieta no es adecuado, se produce un descenso en la calcemia, que es detectado por el receptor sensible al calcio (CaR) localizado, entre otros sitios, en la glándula paratiroidea. Esto provoca una rápida liberación de PTH que, en pocos minutos, restaura la concentración plasmática de calcio a través de la reabsorción a partir del hueso, estimulando, además, al calcitriol. Éste, a su vez,

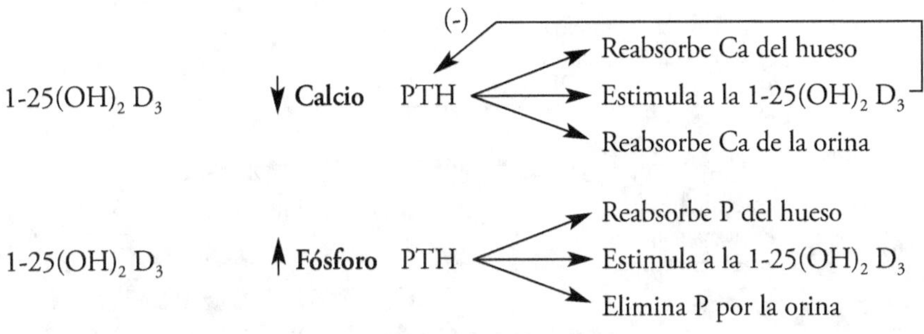

Figura 5. Mantenimiento de los iones.

inhibirá a la PTH y todo volverá a su estado inicial. Por otro lado, el fósforo es absorbido en el intestino por la acción de calcitriol. Cuando la fosfatemia se eleva, estimula la liberación de PTH, que hace que el fósforo se elimine por la orina, pero, a la vez y de forma inevitable, la propia PTH induce liberación de fósforo desde el hueso y estimula el aumento del calcitriol, que favorece la reabsorción de fósforo a través del tubo digestivo.

2.1.3   *Vitamina D*

Esta vitamina se hidroxila en el hígado dando lugar a la 25(OH)D$_3$, que es una vitamina liposoluble, por lo que puede atravesar la membrana celular y penetrar dentro de las células. Sin embargo, y también debido a su liposolubilidad, precisa unirse a proteínas transportadoras para poder desplazarse por el torrente circulatorio. La 25(OH)D$_3$, cuando llega al riñón, es filtrada por el glomérulo y accede al túbulo; allí, se une a un receptor llamado megalina y penetra en el interior de las células tubulares renales, donde, mediante la 1-alfa hidroxilasa, se hidroxila en el carbono 1, convirtiéndose en 1-25(OH)$_2$D$_3$, la cual es transportada de nuevo por la sangre en unión a proteínas transportadoras, llegando a sus células diana, donde penetra por endocitosis gracias al mismo receptor.

La vitamina D activa o 1-25(OH)$_2$D$_3$, llamada también calcitriol, tiene distintas acciones. En el intestino, promueve la absorción de calcio y fósforo. En el hueso, favorece la formación ósea a través de varios mecanismos, entre ellos la inhibición de la apoptosis de osteoblastos previniendo la pérdida de masa ósea y consiguiendo un aumento de la misma. En el riñón, estimula la síntesis de megalina, receptor al que se une la 25(OH)D$_3$ para acceder al interior de la célula tubular.

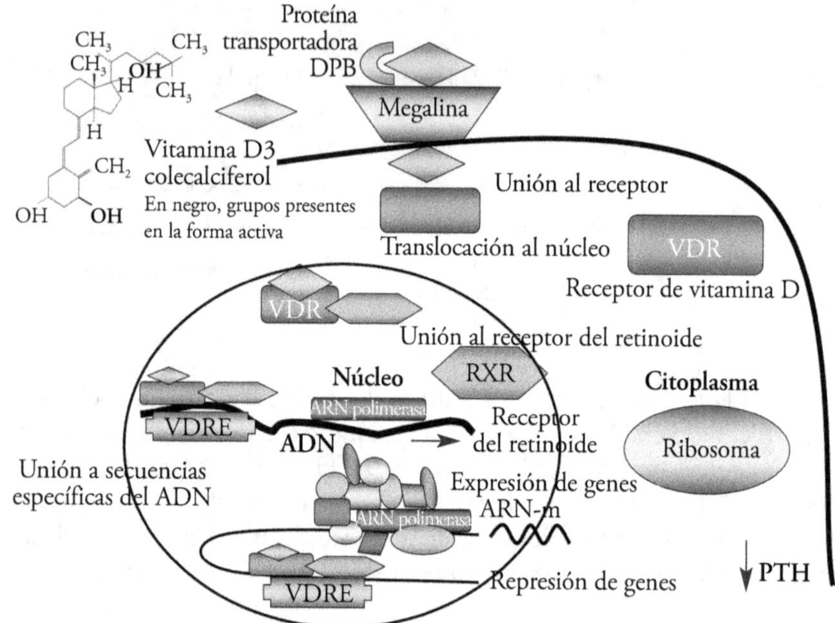

Figura 6. Mecanismos de acción de la vitamina D.

2.1.4   Hormona paratiroidea (PTH)

La PTH desempeña un papel crucial en la regulación del metabolismo óseo y mineral. La PTH intacta (PTH 1-84) está constituida por un péptido de 84 aminoácidos (aa). Consta de una zona N-terminal compuesta de 34 aa, imprescindible para interaccionar con el receptor PTH1R y ejercer las funciones clásicas hipercalcemiantes, y un extremo opuesto, el denominado C-terminal.

La PTH actúa sobre los osteoclastos y sobre las células del túbulo renal. En el hueso, estimula el proceso de osteolisis en una o dos horas, extrayendo calcio de los canalículos y lagunas óseas y transfiriéndolo al líquido extracelular. Si su acción se mantiene por un tiempo mayor, estimula la reabsorción del hueso mineralizado, haciendo que el calcio y el fósforo pasen al líquido extracelular. El fósforo es rápidamente enviado al torrente circulatorio y se filtra en el riñón, donde la PTH inhibirá su reabsorción en el túbulo proximal, aumentando drásticamente su excreción. A la vez, la PTH aumenta la reabsorción renal de calcio disminuyendo su pérdida.

La secreción de PTH se regula por las concentraciones de calcio, fosfato y vitamina D. Una elevada concentración de calcio iónico y el calcitriol inhiben la secreción de la hormona mientras que la hiperfosfatemia la estimula.

2.1.5 Fosfatoninas/klotho

En el año 2000[4] se descubrió la existencia de una nueva clase de hormonas o factores proteicos, cuya acción más importante es la regulación del balance del fósforo. Todas estas sustancias han sido denominadas con el nombre común de fosfatoninas debido a su actividad fosfatúrica.

La fosfatonina mejor caracterizada hasta la actualidad es el factor de crecimiento fibroblástico 23, conocido por su denominación inglesa *fibroblast growth factor* como FGF 23[5] y es uno de los veintidós miembros de la familia de los FGF. El FGF 23 se produce en varios órganos: en el hígado, los ganglios linfáticos, el timo y el corazón; pero, en todos ellos, la producción es escasa. No se ha encontrado expresión del FGF 23 en los riñones, aunque sí en los huesos, donde es sintetizado[6] y secretado por los osteocitos.

Los receptores de FGF, llamados FGFRs, se unen a una sustancia llamada klotho formando un heterodímero y ambos se unen a FGF.

Klotho. El azar hizo que Kuro-o descubriera en 1997 el gen Klotho.[7] El doctor Kuro-o, cardiólogo, investigaba en el campo de la HTA cuando consiguió un ratón transgénico que presentaba un síndrome de envejecimiento prematuro con osteoporosis, arteriosclerosis, calcificaciones vasculares y ectópicas, infertilidad, cambios de la piel propios del envejecimiento, atrofia muscular, enfisema pulmonar y acortamiento de la vida. Su curiosidad le llevó a descubrir que el ratón tenía una deleción de un gen al que llamó klotho, por la figura mitológica Cloto (en griego Κλωτηω *Klōthō*, de *klōthein*, que significa «hilar»), la más joven de las tres Moiras, hijas de Zeus y Temis, que presidían el destino del ser humano. La deleción de Klotho producía, además, hiperfosfatemia y aumento de calcitriol.[8]

2.2 Fisiopatología del hiperparatiroidismo secundario

Para poder intervenir en la evolución del HPT 2.°, es fundamental responder a varios interrogantes:

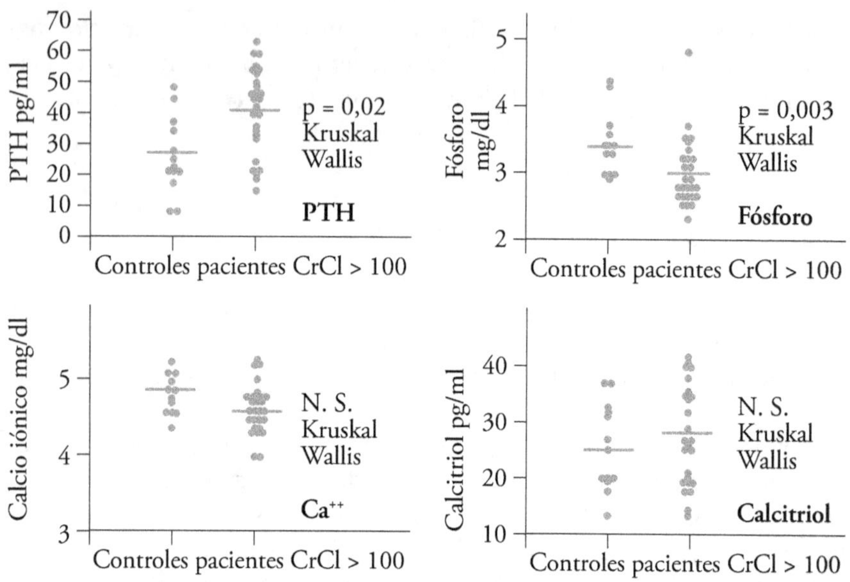

Figura 7. Calcio, fósforo, PTH y calcitriol en pacientes con ERC en estadio uno, comparados con controles.

– ¿Cuándo empieza el desarrollo del HPT 2.º? Comienza muy precozmente en la evolución de la ERC. Esta afirmación se basa en datos objetivos, obtenidos de estudios realizados en pacientes con ERC incipiente.[9] Diversas investigaciones han evidenciado lesiones óseas y aumento de la PTH en enfermos con un deterioro renal incipiente.

– ¿Cómo actúan los factores implicados? En pacientes con ERC no se detecta hipocalcemia ni hiperfosforemia hasta bien avanzada la insuficiencia renal. Para una tasa de filtrado glomerular (TFG) entre 50-25 mL/min el valor de PTH dibuja una curva ascendente.[9] Por debajo de 25 mL/min el valor de PTH asciende casi verticalmente (véase la figura 8). Basándose en estos datos, se podrían diferenciar tres fases en la evolución del HPT 2.º

• Primera fase, con valores de TFG entre 100 y 50 mL/min, la PTH se mantiene prácticamente dentro del rango de la normalidad, así como el calcio y el fósforo, pero se objetiva un descenso significativo de calcitrol, aunque persiste dentro de límites normales.

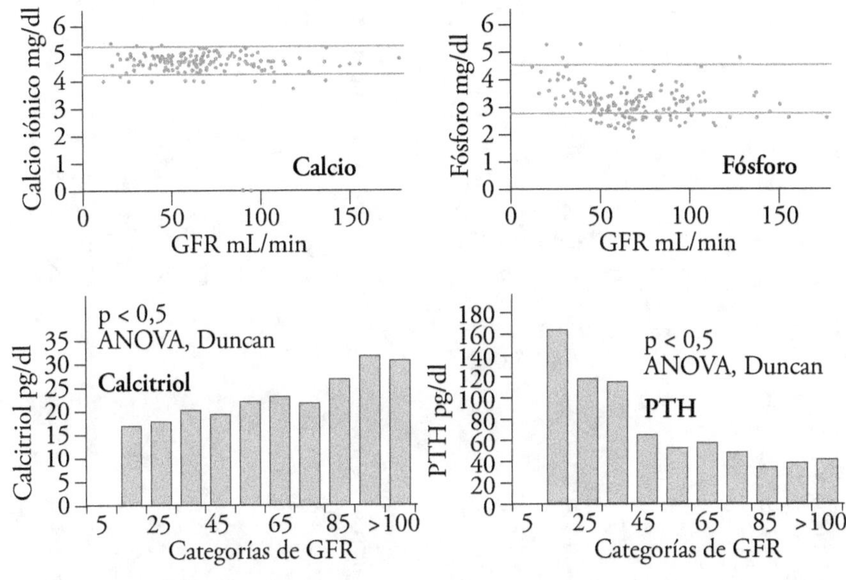

I Martínez. NDT 1996; 11(suppl 3): 22-8.

Figura 8. Calcio, fósforo, PTH y calcitriol en pacientes con ERC en los estadios 1 a 5.

- Segunda fase, con valores de TFG entre 50 y 25 mL/min, la PTH comienza su elevación dibujando una curva ascendente, aparece la hiperfosfatemia y el descenso franco del calcitriol.
- Tercera fase, con TFG entre 25 y 10 mL/min, la PTH asciende de forma prácticamente vertical. Se mantiene la hiperfosfatemia, el descenso del calcitriol y, por fin, aparecen alteraciones de la calcemia.

– ¿Qué mecanismos mantienen el HPT 2.º? En los estadios 1 y 2 de la ERC, un aumento de la fosfatemia tras la ingesta alimenticia, conlleva una elevación puntual de la PTH.[9]

Al final del estadio 2 y en el comienzo del 3 se observa un descenso discreto, pero mantenido y significativo, del calcitriol, debido a varias causas:

– La pérdida de masa renal, que ocasiona menor disponibilidad de 1 alfa hidroxilasa.

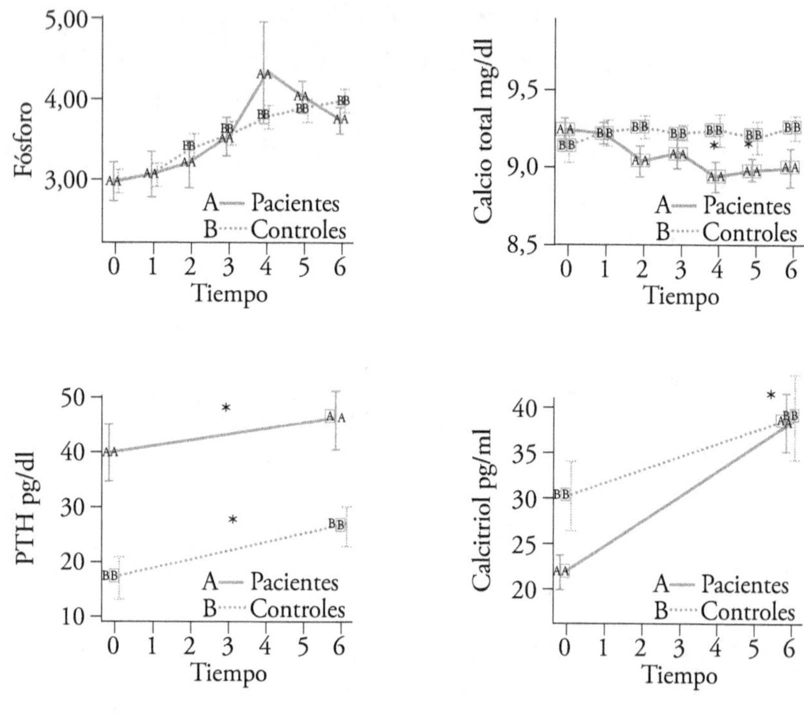

I Martínez. NDT 1996; 11(suppl 3): 22-8.

Figura 9. Calcio, fósforo, PTH y calcitriol tras sobrecarga oral de fósforo en pacientes con ERC en estadio 2, comparados con controles.

– Descenso del filtrado glomerular, que condiciona un menor aporte de $25(OH)D_3$ al túbulo renal, donde será hidroxilado.
– A su vez, el déficit de calcitriol promueve la disminución de megalina y, por ende, la falta de entrada de $25(OH)D_3$ a las células tubulares, empeorando aún más el déficit.

El déficit de $1\text{-}25\ (OH)_2D_3$ va a ocasionar: hipocalcemia, disminución de formación de la propia vitamina y de su receptor, así como del receptor-sensor del calcio de la glándula paratiroidea con aumento de secreción de PTH. La pérdida paulatina de parénquima renal, debida a la ERC, mantendrá el déficit de calcitriol y la hiperfosfatemia por incapacidad de eliminar el fósforo, lo que perpetuará el HPT 2.º, que se hace más severo en los estadios 4 y 5.

2.3　Repercusión clínica del HPT 2.º

2.3.1　Osteodistrofia renal (ODR)

Desde un período muy precoz en el desarrollo de la ERC, aparecen mecanismos que conducen a una disminución en el anabolismo o el remodelado óseo y condicionan un HPT 2.º como mecanismo de adaptación.

Por todo ello, el tratamiento de la osteodistrofia iría encaminado a controlar la hiperfosfatemia y el HPT, sin inhibir el remodelamiento óseo.

2.3.2　Calcificación ectópica (CE)

Los eventos cardiovasculares son la causa más frecuente de muerte en pacientes con ERC.[10] Las calcificaciones vasculares y de tejidos blandos ocurren con más frecuencia en pacientes en diálisis y con ERC que en la población general no urémica.[11] En los últimos años, se ha acumulado una gran evidencia que relaciona la enfermedad ósea y los trastornos minerales que se desarrollan en la ERC, con este tipo de calcificaciones y con un incremento de la morbimortalidad cardiovascular. El HPT 2.º condiciona un aumento de reabsorción ósea que está estrechamente relacionada con las calcificaciones vasculares.[12]

La calcificación vascular es una forma de calcificación ectópica y puede aparecer en la pared arterial en dos localizaciones, la íntima y la media. Diversos procesos secundarios a la elevación del producto $Ca \times P$ y la hiperfosfatemia dan lugar a depósito de sales de calcio en las arterias y válvulas cardíacas, así como a la «osificación» de las arterias.

2.3.3　Calcifilaxis o arteriopatía urémica calcificante (AUC)

Es una inhabitual, pero muy importante, causa de morbimortalidad en pacientes con ERC. Su frecuencia en pacientes tratados con diálisis ha pasado del 1 % en 1993 al 5 % en el momento actual. El diagnóstico se realiza por las lesiones dérmicas con úlceras necróticas y muy dolorosas, que comienzan como placas induradas o livido reticularis, a veces rodeadas de zonas más pálidas y con hiperestesia; es la evolución hacia la ulceración, lo que se asocia con incremento de la mortalidad.

3   Tratamiento del hiperparatiroidismo secundario

Las guías de práctica clínica en nefrología, fundamentalmente las denominadas Guías K/DOQI, clasifican la ERC en cinco estadios, de acuerdo a los valores de TFG.[13] Dichas guías recomiendan que el tratamiento
del HPT 2.º debe comenzar a partir del estadio tres e indican también
los valores de calcio, fósforo y PTH que se deben conseguir con el tratamiento, así como la frecuencia con la que deben analizarse en cada estadio de la ERC.

Al plantear el tratamiento del HPT 2.º, se deben tener en cuenta algunas consideraciones. A pesar de que en los últimos años ha aparecido
un buen número de fármacos para el control y tratamiento de esta patología, como son los nuevos quelantes del fósforo (sevelamer, carbonato
de lantano), análogos de la vitamina D o calcimiméticos, lo cierto es que
ninguno de ellos ha conseguido aún la indicación para los pacientes
que presentan ERC antes de comenzar diálisis, salvo el paricalcitol que,
recientemente, ha sido admitido en el tratamiento del HPT 2.º, en pacientes en prediálisis. Actualmente, en el tratamiento del HPT 2.º en
prediálisis sólo existe indicación para carbonato cálcico, acetato cálcico,
hidróxido de aluminio, 1-alfa (OH) vitamina D3, 1-25(OH)$_2$ vitamina D$_3$, un nuevo análogo de la vitamina D$_2$ no disponible en España
(el doxercalciferol), y, por último, la ya comentada reciente aparición del
paricalcitol.

3.1   *Tratamiento del HPT 2.º en los estadios 1 y 2*

Las Guías K/DOQI no prescriben ningún tratamiento para el HPT 2.º
en estos primeros estadios. Sin embargo, una dieta hipoprotéica con
una ingesta de 1 g de proteínas / kg peso corporal ideal / día, conlle-
varía dos beneficios: por un lado, disminuiría el aporte de fósforo y,
por otro, descendería la hiperfiltración, lo que daría como resultado
una ralentización de la pérdida de función renal. En cuanto al aporte de calcio, es imprescindible que sea suficiente para evitar que se
estimule la secreción de PTH.[14] Una cantidad entre 15-20 mg/kg/día
es suficiente para cubrir las necesidades del individuo.[15] Es importante que los niveles de 25(OH)D$_3$ sean los adecuados, ya que son
el sustrato para la producción de 1-25(OH)$_2$D$_3$ y su déficit agrava el
HPT 2.º.[16]

3.2   Tratamiento del HPT 2.º en el estadio 3

Las Guías K/DOQI indican que el tratamiento del HPT 2.º debe comenzarse a partir del estadio 3. Durante este período se observa el ascenso claro de los valores de PTH. La restricción proteica debe ser discretamente mayor, con el fin de evitar el excesivo aporte de fósforo y la hiperfiltración. La ingesta de proteínas debería ser de 0,9 mg / kg peso ideal / día.

Compuesto	% de calcio absorbido	P ligado en mg × mg de calcio absorbido	Poder de absorción estimado	Ventajas	Efectos adversos de desventajas
Carbonato cálcico	20,30 %	1 mg de P × 8 mg de Ca	39 mg de P × 1 g de carbonato de Ca	Barato	Hipercalcemia. Calcificaciones extraóseas
Acetato cálcico	Con comida 21 % Sin comida 40 %	1 mg de P × 2,9 mg de Ca	45 mg de P × 1 g de acetato de Ca	Baja absorción de Ca. P ligado similar a OHAl	Hipercalcemia. Calcificaciones extraóseas
Citrato cálcico	22%	No datos	No datos	No datos	Incremento de absorción de Al
Carbonato de Mg/Co$_3$Ca	No datos	1 mg de P x 2,3 mg de Ca	No datos	Minimiza la sobrecarga de Ca	Hipermagnesemia
Hidróxido de aluminio	Nada	No datos	22,3 mg de P × 5 mL 15,3 mg de P × capsula	Buena captación de P sin sobrecarga de Ca	Toxicidad por Al
Carbonato de aluminio	Nada	No datos	Igual que anterior	Igual que anterior	Igual que anterior
Sevelamer HCl	Nada	No datos	No datos	No sobrecarga de Ca ni P	Síntomas GI

Tabla 1. Quelantes del fósforo.

El paciente puede tolerar fácilmente el cambio, dado que ya se habrá adecuado a la dieta desde hace años. Con este grado de función renal y una alimentación adecuada no es difícil mantener una fosfatemia normal. En caso de que ésta no se consiguiera, se puede comenzar con quelantes de fósforo de contenido cálcico que se tomarán durante la comida. Además, ofrecen un aporte extra de calcio si la ingesta dietética es insuficiente. Con todo ello se mantendrá un nivel de calcemia normal, imprescindible para no estimular la PTH. El aporte de dosis bajas de calcitriol 0,25 g en noches alternas podría constituir una excelente prevención del HPT.[17]

3.3   *Tratamiento del HPT 2.° en los estadios 4 y 5*

En esta fase, la elevación del valor de PTH es más severa y más rápida. La restricción proteica deberá ser mayor, con una ingesta de 0,8 mg / kg peso ideal / día. Una ingesta proteica superior a 0,6 mg / kg peso ideal / día asegura una nutrición adecuada. Si, a pesar de la restricción, la fosfatemia se elevara, se puede utilizar una mayor dosis de quelantes. Si contienen calcio el aporte no debe sobrepasar los 1.500 mg/día. El aporte de calcio no debe superar los 2.000 mg/día entre los quelantes y la dieta,[13] para mantener una calcemia normal.

Los valores de $25(OH)D_3$ se seguirán vigilando, para asegurar que están dentro del rango normal. El tratamiento con calcitriol podría o bien mantenerse a dosis bajas, como en el estadio anterior, o bien ir aumen-

$25(OH)D$ ngr/mL	Definición	Ergocalciferol	Duración	Comentario
< 5	Severa deficiencia	50.000 UI semanales x 12 orales después mensuales O 500.000 UI en una dosis IM	6 meses	Medir 25(OH) antes de 6 meses
> 5 y < 15	Moderada deficiencia	50.000 UI semanales x 4 después, 50.000 UI mensuales orales	6 meses	Medir 25(OH) antes de 6 meses
16-30	Insuficiencia	50.000 UI mensuales orales	6 meses	Medir 25(OH) antes de 6 meses

Tabla 2. Tratamiento del déficit de 25(OH)D.

tando de acuerdo con las necesidades. Otra alternativa es cambiar el calcitriol por el paricalcitol en casos determinados.

Los quelantes del fósforo que se pueden utilizar en prediálisis son derivados cálcicos o hidróxido de aluminio. En la tabla 1 se muestran resumidas las características de estos productos para facilitar la elección del más adecuado según las necesidades de los pacientes. En la tabla 2 se resumen los criterios de dosificación, duración del tratamiento y control necesario para la suplementación de vitamina D en los pacientes con ERC prediálisis.

BIBLIOGRAFÍA

1. Patrick S. Parfrey and Robert N. Foley. The clinical epidemiology of cardiac disease in chronic renal failure. J Am Soc Nephrol 1999; 10: 1606-615.

2. Brown AJ, Finch J, Slatopolsky E. Differential effects of 19-nor-1,25- dihydroxyvitamin D(2) and 1,25-dihydroxyvitamin D(3) on intestinal calcium and phosphate transport. J Lab Clin Med 2002; 139: 279-84.

3. Nordin, BEC. Calcium, phosphate, and magnesium metabolism: clinical physiology and diagnostic procedures. Ed. Churchill Livingstone 1976.

4. White KE, Evans WE, O'Riordan JLH *et al.* Autosomal dominant hypophosphataemic rickets is associated with mutations in FGF23. Nat Genet 2000; 26: 345-48.

5. Powers CJ, McLeskey SW, Wellstein A. Fibroblast growth factors, their receptors and signaling. Endocr Relat Cancer 2000; 7: 165-97.

6. Liu S, Zhou J, Tang W *et al.* Pathogenic role of FGF 23 in Hyp mice. Am J Physiol Endocrinol Met 2006; 291: e38-e49.

7. Kuro-o M, Matsumura Y, Aizawa H *et al.* Mutation of the mouse klotho gene leads to a syndrome resembling ageing. Nature 1997; 390: 45-51.

8. Ichikawa S, Imel EA, Kreiter ML *et al.* A homozygous missense mutation in human klotho causes severe tumoral calcinosis. J Clin Invest 2007; 117: 2684-691.

9. Martínez I, Saracho R, Montenegro J, *et al.* A deficit of calcitriol synthesis may not be the initial factor in the pathogenesis of secondary hyperparathyroidism. Nephrol Dial Transplant. 1996; 11 Suppl 3:22-28.

10. Bethesda MD. US Renal Data System: Causes of death. Annual Data Report. The National Institutes of Health, National Institute of Diabetes and Digestive and Kidney Diseases, 1995.

11. Chistian RC, Fitzpatrick LA. Vascular calcification. Curr Opin Nephrol Hypertens 1999; 8: 443-48.

12. Braun J, Oldendorf M, Moshage W *et al.* Electron beam computed tomography in the evaluation of cardiac calcification in chronic dialysis patients. Am J Kidney Dis 1996; 27: 394-401.

13. K/DOQI Clinical Practise Guidelines for Bone Metabolism and Disease in Chronic Kidney Disease. Am J Kidney Dis 2003; 42: s1-s201.

14. Martínez I, Saracho R, Montenegro J, *et al.* The importance of dietary calcium and phosphorous in the secondary hyper-

parathyroidism of patients with early renal failure. Am J Kidney Dis. 1997; 29(4): 496-502

15. McDonald SJ, Clarkson EM, de Wardener HE. The effect of a large intake of calcium citrate in normal subjects and patients with chronic renal failure. Clin Sci 1964; 26: 27-39.

16. Eastwood JB, Stamp TC, Harris E *et al*. Vitamin D deficiency in the osteomalacia of chronic renal failure. Lancet 1976; 2(7997): 1209-211.

17. Nordal KP, Dahl E. Low dose calcitriol *versus* placebo in patients with predialysis chronic renal failure. J Clin Endocrinol Metab 1988; 67(5): 929-36.

Capítulo 10-A
Tratamiento de la IRC estadio 5: hemodiálisis

Dr. F. Moreso Mateos, Dra. M. P. Ruiz Valverde

1 Introducción

Aunque los primeros intentos de tratamiento de la insuficiencia renal mediante la utilización de un riñón artificial datan de la década de 1940, no fue hasta dos décadas después cuando se instituyó la hemodiálisis (HD) como tratamiento de la insuficiencia renal crónica. En la actualidad, más de un millón de personas en todo el mundo reciben esta modalidad de tratamiento.

2 Principios físico-químicos de la hemodiálisis

La hemodiálisis se basa en los principios físicos de la difusión y la convección, con los cuales se consigue el paso de solutos y agua a través de una membrana semipermeable (véase la figura 1).[2,6]

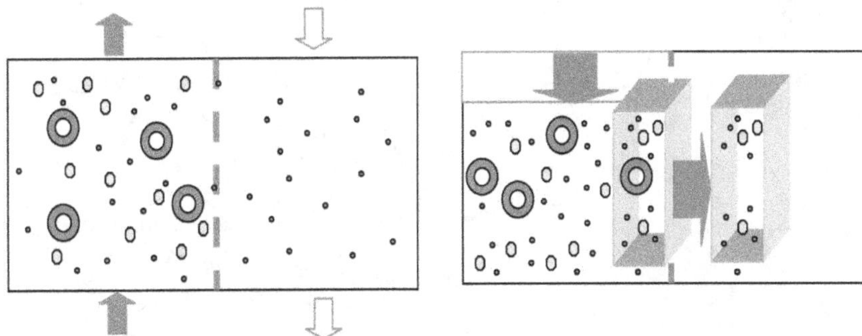

Figura 1. Representación esquemática de los procesos de difusión (izquierda) y convección (derecha) que participan en la hemodiálisis.

2.1 *Difusión*

Constituye el principal mecanismo de depuración de toxinas en el proceso de HD y consiste en el transporte pasivo de solutos a través de la membrana semipermeable. La difusión de una molécula depende de la diferencia de concentración a ambos lados de la membrana, del peso molecular (menor difusión cuanto más elevado) y de las características de la membrana (espesor, superficie, tamaño y número de poros).

2.2 *Convección*

Permite el desplazamiento de la solución en su totalidad (solvente y solutos) del compartimento de mayor al de menor presión, hasta que las diferencias de presión hidrostática u osmótica se igualan a ambos lados de la membrana. Permite el movimiento neto de agua a través de la membrana (ultrafiltración).

3 Componentes de la hemodiálisis[3,4,6]

En la figura 2 se esquematizan los componentes necesarios para la realización de la hemodiálisis.

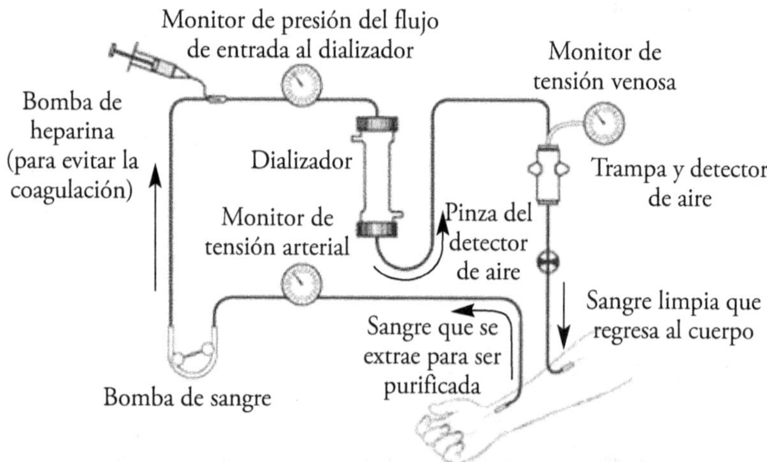

Figura 2. Representación esquemática del circuito de hemodiálisis.

3.1 Dializador

En el dializador tiene lugar el contacto de la sangre con el líquido de diálisis. Ambos compartimentos están separados por una membrana, habitualmente, dispuesta en forma de millares de capilares huecos de un diámetro de 200-300 μ y por cuyo interior circula la sangre. Estos capilares están incluidos en un cilindro y se hallan bañados externamente por el líquido de diálisis. Esta disposición ofrece una gran superficie de contacto entre los dos compartimentos (sangre y líquido de diálisis) con poco volumen. La sangre entra por un extremo del dializador y el líquido de diálisis por el extremo opuesto, bañando los capilares de tal forma que la diferencia de concentración de solutos entre ambos siempre sea la más alta posible.

Las membranas de hemodiálisis se clasifican de distintas formas en función de su composición, de su permeabilidad hidráulica o coeficiente de ultrafiltración (CUF) o de su biocompatibilidad. En general, se dividen en membranas celulósicas y sintéticas. Las primeras se clasifican, a su vez, en membranas de celulosa modificada o cuprofán, de celulosa sintética o hemofán y de celulosa substituida con moléculas de acetato. Estas membranas celulósicas suelen tener bajo CUF (< 20 ml/h/mmHg) y bajo coste. Las membranas sintéticas (poliacrilonitrilo, polisulfona, poliamida, polimetilmetacrilato, policarbonato o etilenvinilalcohol) acostumbran a presentar un CUF mayor (> 20 m/h/mmHg) y un coste más elevado. Además, suelen tener mayor capacidad adsortiva contribuyendo a una mayor eliminación de algunos solutos de elevado peso molecular. Finalmente, hay otro aspecto importante sobre las membranas, su biocompatibilidad. El contacto de la sangre del paciente con la membrana favorece la activación del sistema de complemento, la activación plaquetar y de los granulocitos neutrófilos, así como la liberación de distintas citocinas. En general, se puede afirmar que las membranas sintéticas son más biocompatibles que las celulósicas.

3.2 Monitor de hemodiálisis

La máquina encargada de la realización de la HD tiene cuatro funciones primordiales: impulsar la sangre desde el paciente hasta el dializador y viceversa (la bomba de sangre se ajusta a un flujo de 250-500 ml/min); medir los flujos y presiones de la sangre y del líquido de diálisis; aplicar la presión negativa necesaria para ultrafiltrar la cantidad de agua programada (entre 0,4 y 4 litros habitualmente), y generar el líquido de diálisis en la cantidad y temperatura adecuadas. Además, presenta controles y alarmas que interrumpen el proceso en caso necesario (detectores de fuga de sangre y de aire en el circuito de retorno). En la actualidad, los monitores ofrecen la posibilidad de informar de la eficacia dialítica durante la sesión. También presentan un sistema interno de esterilización que se ejecuta tras cada utilización.

3.3 Líquido de hemodiálisis

El monitor se encarga de la preparación del líquido de diálisis a partir de agua de la red urbana (tratada, adecuadamente, para garantizar su pureza y esterilidad) y de su mezcla con una solución salina concentrada, de tal forma que el líquido resultante sea semejante a la composición salina de la sangre. La composición del líquido de diálisis puede ser variada, pero habitualmente contiene sodio en cantidades similares al plasma (135-145 mmol/L), potasio a bajas concentraciones (1,5-3 mmol/L), calcio en proporción variable (1,25-1,75 mmol/L), glucosa (6-10 mmol/L) y un alcalinizante, usualmente bicarbonato (32-39 mmol/L). El monitor mantiene el líquido a una temperatura entre 36-37 ºC.

3.4 Anticoagulación

El contacto de la sangre con los materiales que componen el circuito extracorpóreo activa la coagulación por la vía intrínseca. Por ello, se utiliza heparina sódica (en perfusión continua durante la sesión) o heparina de bajo peso molecular. La dosis se pauta en función del peso (0,5-0,8 mg/kg) y se ajusta según los signos de coagulación en el circuito o las complicaciones hemorrágicas que presente el paciente.

3.5 Acceso vascular

Todos los pacientes que escojan la hemodiálisis como tratamiento de su insuficiencia renal crónica y tengan un filtrado glomerular inferior a 15 ml/min deben ser evaluados por un cirujano vascular para la creación del acceso vascular. Lo ideal sería que todos los pacientes iniciaran HD con un acceso vascular definitivo, no obstante, un 50 % de ellos requieren de la colocación de un catéter venoso central al no disponer de un acceso definitivo.

Los accesos vasculares utilizados son: fístula arteriovenosa interna (FAVI) nativa, FAVI protésica o catéter venoso central. La FAVI interna ideal se realiza entre la arteria radial y la vena cefálica, en la muñeca, ya que proporciona un tramo de punción amplio, con óptima hemostasia y larga duración. Sin embargo, no todos los pacientes disponen de vasos adecuados para su realización, por lo que, en ocasiones, se realiza una FAVI entre la arteria humeral y las venas del codo. Desde la creación del acceso vascular hasta su utilización, debe transcurrir un mínimo de seis semanas para permitir la maduración de la vena. Cuando no se puede realizar una FAVI nativa hay que recurrir a la FAVI protésica, que consiste en la interposición de una prótesis de PTFE (politetrafluoroetileno) entre una arteria y una vena, usualmente, entre la arteria humeral y la vena axilar o entre la arteria y la vena femoral, en el muslo. Las FAVI protésicas, ofrecen buenos flujos de sangre, aunque su duración suele ser limitada (menos de cinco años). Los catéteres permanentes, usualmente ubicados en la vena yugular interna derecha, han pasado de ser un recurso temporal a constituir un acceso vascular de larga duración y, en ocasiones, el único acceso vascular posible. Son catéteres de dos luces, con tunelización subcutánea y un cuff interno que lo fija en el tejido subcutáneo. La utilización de catéteres se asocia a un mayor riesgo de bacteriemia, a infecciones en la inserción o en el túnel subcutáneo y a dificultades para obtener flujo adecuado por trombosis local o depósito de fibrina en el extremo libre del catéter. A pesar de estas desventajas, su uso aumenta de forma progresiva debido al envejecimiento y comorbilidad de la población en HD.

4   Modalidades de hemodiálisis

Las diferentes variantes de hemodiálisis se basan en modificaciones del tipo de membrana o en aportar un mayor o menor grado de convección.[5]

4.1   Hemodiálisis convencional

Tres sesiones semanales de 4 horas con dializadores de baja permeabilidad, superficie media, flujos de sangre de 250-300 ml/min y flujos de

líquido de diálisis de 500 ml/min. La depuración se basa, fundamentalmente, en la difusión y ofrece buena depuración de pequeñas moléculas
pero no de las de tamaño mediano o grande.

4.2   Hemodiálisis de alta eficacia

Mejora el rendimiento del transporte por difusión al emplear membranas de mayor superficie y flujos de sangre y del líquido de diálisis más
elevados.

4.3   Hemodiálisis de alto flujo

Utiliza membranas de alta permeabilidad y flujos de sangre superiores a
350 ml/min, por lo cual proporciona transporte convectivo con una mejor
depuración de moléculas de peso molecular mediano y elevado. Esta modalidad es la más utilizada, actualmente, en España, en sesiones de 4 horas,
tres veces por semana.

4.4   Hemodiafiltración / HDF on line

Es la técnica teóricamente ideal, ya que emplea de forma simultánea la
convección y la difusión. Utiliza membranas de alta permeabilidad para
realizar una ultrafiltración de 20-30 L por sesión con reposición del volumen eliminado. Actualmente, la reposición se realiza a partir del líquido
de diálisis (HDF *on line*), lo cual ha abaratado los costes y ha facilita-
do su mayor utilización.

5   Indicaciones y contraindicaciones de la hemodiálisis

En la actualidad, no existe una contraindicación absoluta para el tratamiento sustitutivo de la IRC. La edad no es una contraindicación y, úni-
camente, se plantea no ofrecer este tratamiento a pacientes con dolor in-
tratable (neoplásicos terminales, por ejemplo) o en estado vegetativo. En
el caso de enfermedades malignas, se contempla la realización de HD si
se prevé una supervivencia superior a seis meses. Otras contraindicacio-

Indicaciones	Contraindicaciones

– Síntomas urémicos mayores
  Serositis
  Encefalopatía urémica
  Polineuropatía urémica
  Malnutrición / anorexia severa
– Hiperpotasemia persistente refractaria a tratamiento médico
– Acidosis persistente refractaria a tratamiento médico
– Edema agudo de pulmón refractario
– Hipertensión arterial refractaria
	– Absolutas
	  Estado vegetativo / comatoso irreversible
	  Dolor / sufrimiento intratable
	– Relativas
	  Accidente vascular cerebral con secuelas graves
	  Enfermedades malignas con metástasis
	  Cirrosis hepática con encefalopatía
	  Demencia
	  Arteriosclerosis grave sintomática

Tabla 1. Indicaciones y contraindicaciones de la hemodiálisis.

nes relativas se describen en la tabla 1. En cuanto a las indicaciones, la principal es la presencia de síntomas urémicos mayores que suelen aparecer con un filtrado glomerular de 5-10 ml/min. En pacientes diabéticos se recomienda iniciar HD precozmente (10-15 ml/min). Otras condiciones clínicas o analíticas constituyen también una indicación de inicio de tratamiento (véase la tabla 1).

6 Controles clínicos en el paciente en hemodiálisis[6]

Habitualmente, el seguimiento del proceso de HD es responsabilidad de un médico nefrólogo y se basa en conseguir una dosis de diálisis adecuada, controlar la ganancia de líquido entre diálisis y la presión arterial, vigilar el acceso vascular, controlar el estado nutricional (es decir, seguir una dieta adecuada con restricción en la ingesta de líquidos, sodio, potasio y fósforo), así como tratar la anemia (eritropoyetina, hierro parenteral, vitaminas) y el hiperparatiroidismo secundario (análogos de la vitamina D, calciomiméticos, captores de fósforo).

7 Complicaciones de la hemodiálisis

La complejidad del tratamiento y la pluripatología de estos pacientes hacen que las sesiones de diálisis se acompañen de diferentes manifesta-

Agudas	Crónicas
– Síndrome de desequilibrio / convulsiones – Hipotensión arterial / calambres – Náuseas, vómitos / cefalea – Dolor precordial / arritmias – Embolia gaseosa – Reacción a pirógenos / fiebre	– Infecciones bacterianas – Hepatitis víricas – Pericarditis – Amiloidosis por depósito de beta-2-microglobulina – Intoxicación por aluminio – Enfermedad cardiovascular – Cáncer

Tabla 2. Complicaciones de la hemodiálisis.

ciones clínicas en relación con la tolerancia a la técnica o por descompensación de patologías subyacentes.[1] Entre las complicaciones agudas asociadas a la técnica (véase la tabla 2) destacamos:

- *Síndrome de desequilibrio:* se atribuye a un descenso rápido de solutos de la sangre con hipotonía plasmática que provoca edema cerebral. Puede aparecer en las primeras sesiones de HD si no se realizan con flujos bajos y de corta duración. En los casos más graves puede cursar con convulsiones e incluso coma. En pacientes dializados de forma crónica se puede producir un síndrome *minor* en forma de náuseas, vómitos y cefalea postdiálisis.
- *Hipotensión:* es la complicación más frecuente; habitualmente, asociada a una ultrafiltración excesiva, a disfunción miocárdica o a vasodilatación. Si éstas son repetidas o de difícil manejo pueden obligar a aumentar la frecuencia de la diálisis.
- *Manifestaciones cardiovasculares:* la HD produce variaciones hemodinámicas (cambios de presión arterial y volumen sanguíneo) y del entorno iónico en sangre (hipopotasemia), por lo que puede aparecer dolor precordial (en relación con hipotensión) o taquiarritmias como extrasístoles o fibrilación auricular paroxística.
- *Embolia gaseosa:* muy infrecuente gracias a los mecanismos de seguridad que llevan incorporados los monitores. Ante la sospecha de la misma, se trata con medidas posturales y oxígeno al 100 %.
- *Fiebre en diálisis:* asociada a la exposición a pirógenos en casos de contaminación del líquido de diálisis. Debe resolverse al finalizar la sesión, ya que si persiste obliga a descartar un proceso infeccioso asociado, especialmente si el paciente es portador de un catéter venoso central.

Por otra parte, el tratamiento a largo plazo con HD se ha relacionado con la aparición de un nuevo abanico de enfermedades que, directa o indirectamente, se asocian al propio procedimiento de la diálisis o a la evolución natural de la insuficiencia renal. Entre estas complicaciones crónicas cabe destacar:

- *Infecciones bacterianas:* la IRC se asocia a un aumento de las infecciones. Destaca la elevada incidencia de bacteriemia siendo en un 80 % de los casos originada en el acceso vascular, especialmente catéteres venosos centrales. Los estafilococos son responsables de más del 50 % de estas infecciones. Se diagnostican, habitualmente, durante la sesión de diálisis (fiebre con escalofríos). Es muy importante sospechar esta etiología en todo paciente en HD con fiebre que sea portador de catéter venoso central. Además, existe una incidencia elevada de neumonía y de infecciones urinarias, sobre todo en pacientes diabéticos o con enfemedades quísticas renales. La incidencia de tuberculosis es superior a la población general y sus manifestaciones suelen ser atípicas con frecuente afectación extrapulmonar.
- *Hepatitis víricas:* la hepatitis B, que provocó infecciones en cadena entre los pacientes y el personal sanitario durante la década de 1970, presenta, en la actualidad, una prevalencia inferior al 1 % gracias al aislamiento estricto de los pacientes infectados y a los programas de vacunación. La hepatitis C todavía afecta a un 10-15 % de pacientes, pero el número de seroconversiones ha disminuido, drásticamente, gracias al descenso de las transfusiones y a las medidas tomadas para prevenir la transmisión horizontal.
- *Pericarditis:* su aparición se atribuye a toxicidad urémica y responde bien al inicio o a la intensificación del tratamiento dialítico. Si aparece en pacientes en programa regular de HD puede ser urémica (indicando diálisis insuficiente), si bien no hay que olvidar otras etiologías (vírica o tuberculosa). En cualquier caso, su tratamiento incluye la intensificación de la diálisis y la suspensión de la heparina por el elevado riesgo de taponamiento pericárdico.
- *Amiloidosis por depósito de β-2-microglobulina:* la β-2-microglobulina es una proteína de elevado peso molecular que se deposita en el sistema esquelético (hueso y partes blandas) en conformación fibrilar. Clínicamente, cursa con atrapamiento del nervio mediano, lesiones osteolíticas con fracturas patológicas, espondiloartropatía destructiva, sinovitis crónica y tendinitis en grandes articulaciones.

Es una patología muy frecuente y merma de forma sustancial la calidad de vida de los pacientes. La utilización de membranas de alta permeabilidad y de técnicas de HDF se relaciona con una menor incidencia de esta complicación.

– *Intoxicación por aluminio:* en los años setenta y ochenta, se debía a la presencia de niveles elevados en el líquido de diálisis apareciendo episodios de intoxicación aguda con encefalopatía alumínica, o intoxicación crónica con demencia, osteomalacia, miopatía y anemia microcítica. En la actualidad, el procesamiento y control adecuado del agua de diálisis ha eliminado esta patología.

– *Enfermedad cardiovascular:* su incidencia es veinte veces superior a la de la población general y constituye la primera causa de morbimortalidad. La elevada prevalencia de factores de riesgo clásicos (diabetes, hipertensión, dislipemia e inactividad física), junto a factores específicos (estrés oxidativo, inflamación crónica, disfunción endotelial, hiperhomocisteinemia), favorecen su aparición.

– *Miscelánea:* mayor incidencia de neoplasias, enfermedad renal quística adquirida, angiodisplasia digestiva, polineuropatía, disfunción sexual y trastornos psíquicos que adquieren especial relevancia y características específicas en pacientes en hemodiálisis.

BIBLIOGRAFÍA

1. Álvarez de Lara MA, Aljama P. Complicaciones de la hemodiálisis crónica. En: Hernando L. ed. Nefrología clínica, 3.ª ed. Madrid: Editorial Médica Panamericana, 2008.

2. Insuficiencia renal crónica. Diálisis y transplante renal. Jacobs C, Kjellstrand CM, Koch KM, Winchester JM, eds. Replacement of renal function by dialysis, 4th ed. Netherlands: Kluwer Academic Publishers, 1996.

3. Lazarus JM, Denker BM, Owen WE. Hemodialysis. En: Brenner & Rector, eds. The Kidney, 5.ª ed. (vol. 2). Philadelphia: WB Saunders Co, 1996.

4. Llach F y Valderrábano F, eds. Insuficiencia renal crónica. Diálisis y trasplante renal. Madrid: Ediciones Norma, 1997; 831-82.

5. Ojeda R, Martín A. Aspectos técnicos de la hemodiálisis, hemodiafiltración y hemofiltración. En: Hernando L, ed. Nefrología clínica, 3.ª ed. Madrid: Editorial Médica Panamericana, 2008.

6. Sociedad Española de Nefrología, ed. Tratamiento sustitutivo de la insuficiencia renal crónica. Normas de actuación clínica en Nefrología. Madrid: Ediciones Harcourt España SA, 1999; 15-50.

Capítulo 10-B
Tratamiento de la IRC estadio 5: diálisis peritoneal

Dra. R. Ramos Sánchez

1 Principios de la diálisis peritoneal (DP)

Se trata de una de las posibles opciones terapéuticas para el paciente que deba iniciar tratamiento substitutivo renal. Ésta ha demostrado ser una alternativa eficaz en la depuración de toxinas urémicas y en el mantenimiento de un equilibrio hidrosalino adecuado.

Consiste en el hecho fisiológico de que el peritoneo es una membrana semipermeable que puede ser considerada un órgano excretor. Recibe un flujo sanguíneo constante de 90-120 ml/min y su superficie oscila entre 2,08 y 1,72 m^2.

A través de la membrana peritoneal, tienen lugar los fenómenos de diálisis:[1]

- *Difusión.* Los factores que afectan a la difusión son:

  - Gradiente de concentración, diferencias de concentración de un soluto entre ambos lados de la membrana.
  - Peso molecular del soluto, las moléculas más ligeras y pequeñas difunden más rápidamente.
  - Características de la membrana que son diferentes para cada paciente y que pueden ser alteradas por distintas situaciones clínicas: infecciones, irritación química, etcétera.

- *Convección.* Es un fenómeno de arrastre pasivo de solutos a través de la membrana por el movimiento del agua. Se produce por los poros grandes y pequeños y depende del coeficiente de permeabilidad para cada soluto.
- *Ultrafiltración.* Se produce por el movimiento de agua a través de la membrana peritoneal como resultado del gradiente osmótico que se genera introduciendo una solución de diálisis con un agen-

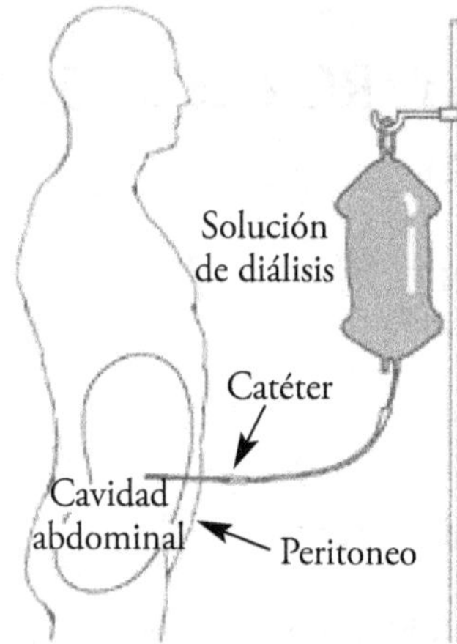

Figura 1. Infusión de líquido peritoneal en la cavidad abdominal.

te capaz de generar una diferencia de presiones a los dos lados de la membrana.

Las sustancias que atraviesan la membrana peritoneal son las de pequeño peso molecular: urea, potasio, cloro, fosfatos, bicarbonato, calcio, magnesio, creatinina, ácido úrico, etcétera. Las sustancias de peso molecular elevado no consiguen atravesar el peritoneo.

Utilizando estos principios fisiológicos, la diálisis infunde, en la cavidad peritoneal, un líquido dializante de composición similar al líquido extracelular (véase la figura 1), dejándolo un tiempo en el interior del peritoneo. Siguiendo el gradiente osmótico, se producirá la difusión y ósmosis de toxinas y electrolitos desde la sangre al líquido introducido y éste será drenado al cabo del tiempo prescrito.

2 Indicaciones

La indicación de modalidad de diálisis tiene una vertiente médica y otra personal o sociofamiliar. La decisión por parte del paciente debe basarse en una elección informada y razonada.[1] Los profesionales debemos proporcionar información objetiva, reglada, comprensible y detallada sobre los diferentes tipos de tratamiento personalizado antes de indicar cualquier modalidad de diálisis (véase la tabla 1).[2-4]

Preferencia del paciente	– Pacientes laboralmente activos con deseo de independencia y autosuficiencia – Ancianos con buen soporte familiar – Niños – Pacientes con dificultades para desplazarse a un centro de diálisis (trabajo, distancia larga, difícil movilización)
Inestabilidad hemodinámica	– Hipertrofia ventricular grave – Cardiopatías de cualquier etiología asociadas a disfunción sistólica significativa
Alto riesgo de arritmia grave	– Enfermedad coronaria – Cardiopatías dilatadas
Dificultad para obtener o mantener un acceso vascular adecuado	– Hipercoagulabilidad – Niños, ancianos, diabéticos
Anticoagulación no aconsejable	– Retinopatía diabética proliferativa – Antecedentes de sangrado recurrente (sobre todo, intracraneal)

Tabla 1. Indicaciones de diálisis peritoneal.

3 Contraindicaciones[1]

Preferencia del paciente	– Pacientes que no desean ser tratados con diálisis peritoneal – Pacientes que no desean realizar tratamiento en medio domiciliario
Imposibilidad para tratamiento domiciliario	– Enfermedad psiquiátrica grave – Incapacidad para autodiálisis sumada a falta de soporte familiar – No idoneidad de tratamiento en el medio domiciliario (toxicómanos, indisciplina) – Falta de entorno estable (medio familiar conflictivo, extrema pobreza, vagabundos)
Enfermedad abdominoperitoneal	– Resección intestinal extensa – Compartimentalización peritoneal extensa – Hernias no tratables o de difícil solución (diafragmáticas, grandes eventraciones, etcétera) – Ostomías

Continúa en pág. siguiente

Viene de pág. anterior

Enfermedad abdominoperitoneal	– Infecciones crónicas de pared abdominal – Otras enfermedades graves de pared (extrofia vesical, prune-belly) – Cuerpos extraños intraperitoneales (prótesis vascular reciente) – Enfermedad intestinal isquémica o inflamatoria (diverticulitis)*
Previsibles efectos indeseables de diálisis peritoneal	– Gastroparesia diabética grave* – Enfermedades de columna vertebral* – Enfermedades pulmonares restrictivas* – Obesidad mórbida* – Hiperlipemia grave* – ¿Malnutrición grave?
Alto riesgo de inadecuación en diálisis peritoneal	– Pacientes muy corpulentos sin función renal residual – Pacientes muy indisciplinados en la dieta*

Tabla 2. Contraindicaciones de la diálisis peritoneal.
**Contraindicaciones relativas, habitualmente, muy condicionadas por la gravedad del problema.*

4   Ventajas y desventajas

Las ventajas que conlleva la técnica respecto a la hemodiálisis son:

- Preserva mejor la función renal residual (conserva la diuresis durante más tiempo).
- Mejor beneficio cardiovascular.
- Mejor calidad de vida y mayor independencia personal.
- Se produce menos anemia y, por tanto, se precisan menos dosis de factores eritropoyéticos.
- Menor riesgo de padecer hepatitis.
- La supervivencia es igual o superior en los años iniciales de la técnica.

Las desventajas que conlleva la técnica respecto a la hemodiálisis son las siguientes:

- Requiere un alto grado de motivación del propio paciente o de su cuidador.
- Requiere extremar la higiene mientras se realizan los intercambios.
- Las peritonitis pueden complicar la técnica.

5 Tipos de DP

Existen, principalmente, dos modalidades:

- Diálisis peritoneal continua ambulatoria (DPCA): es el tipo más común, no necesita ninguna máquina y se puede hacer en el domicilio del paciente. Los intercambios de líquido, normalmente cuatro, se hacen a lo largo del día.
- Diálisis peritoneal automática (DPA): el intercambio de líquido se hace automáticamente con una máquina, durante la noche y en el domicilio del paciente. La máquina introduce y extrae soluciones de la cavidad abdominal en períodos espaciados de tiempo durante ocho o diez horas, en general, durante la noche.

  - *Diálisis peritoneal continua cíclica (DPCC) o DPA con día húmedo:* el paciente se conectará todas las noches a la cicladota y durante el día se hará uno o dos intercambios.
  - *Diálisis peritoneal intermitente nocturna (DPIN) o DPA con día seco:* durante el día no llevará líquido intraperitoneal.
  - *Diálisis peritoneal tidal (DPT) o en marea:* en la que se produce un vaciamiento parcial del volumen prescrito por intercambio y puede realizarse con cualquiera de las otras dos técnicas.

La prescripción de una técnica u otra deberá realizarse:

- De forma individualizada.
- Adecuando el volumen de solución de diálisis a la superficie corporal.
- En función del tipo de transporte peritoneal.
- Según el grado de función renal residual (diálisis incremental).

6 Tipos de catéteres

Los catéteres se clasifican teniendo en cuenta tres características: diseño, material y número de manguitos *(cuffs)*. Según el diseño pueden ser: rectos, parte intraperitoneal enroscada y parte intramural en asa de caldero y cuello de cisne; pueden estar fabricados en silicona o en poliuretano; y tener uno o dos manguitos. El catéter Tenckhoff recto de uno o dos manguitos ha sido muy utilizado. Todos ellos constan de tres por-

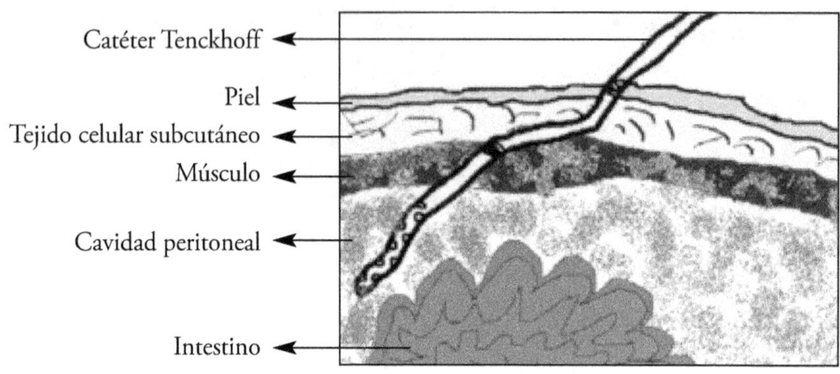

Figura 2. Catéter peritoneal y sus porciones.

ciones bien definidas, una porción intraperitoneal con perforaciones para facilitar el paso de líquido del exterior a la cavidad peritoneal y viceversa; una intraparietal con uno o dos manguitos o cuffs de Dacron que favorecen la fijación del catéter y una porción externa que se observa a partir del orificio de salida y donde se conecta un prolongador apropiado al sistema que se va a utilizar[5] (véase la figura 2).

El catéter peritoneal debe implantarlo un experto que sea buen conocedor del funcionamiento de la DP peritoneal; el especialista puede ser un nefrólogo (técnica percutánea «a ciegas», con trócar externo o guía metálica interior), o bien un cirujano (técnica quirúrgica abierta o mediante laparoscopia).[1,2] Ambas técnicas requieren máxima asepsia.

7 Composición de los líquidos de diálisis

Los líquidos de diálisis que se utilizan en DP tienen la máxima importancia, ya que de su composición va a depender la transferencia de agua y de solutos que se desea obtener.[2,6]

La composición se caracteriza por la presencia de un agente osmótico, habitualmente glucosa.

Existen tres tipos de líquidos según su concentración de glucosa:

Dextrosa al 1,5 g/dl	Concentración 1,36 %	Osmolaridad = 345 mOsm/l
Dextrosa al 2,5 g/dl	Concentración 2,27 %	Osmolaridad = 395 mOsm/l
Dextrosa al 4,25 g/dl	Concentración 3,86 %	Osmolaridad= 484 mOsm/l

Otros componentes son sodio, cloro, calcio y magnesio a diferentes concentraciones para permitir la eliminación o recuperación a través del peritoneo, según las necesidades del paciente. Con el fin de controlar la acidosis metabólica deben incluir un *buffer* o tampón, que puede ser acetato (prácticamente, en desuso), lactato o lactato/bicarbonato.

Sin embargo, la exposición durante un tiempo prolongado a soluciones de diálisis convencionales con glucosa y lactato pueden originar un daño morfológico y funcional sobre el peritoneo; por ello, se han incorporado nuevos líquidos que incrementan el volumen de agua obtenido por ultrafiltración (polímeros de glucosa como la icodextrina), controlan de forma más fisiológica la acidosis metabólica (bicarbonato) y ayudan a mejorar el estado de nutrición (aminoácidos), al mismo tiempo que se intenta disminuir el daño químico sobre la serosa peritoneal.[2]

8 Complicaciones en la diálisis peritoneal

8.1 Complicaciones relacionadas con el incremento de la presión intraabdominal

- Hernias inguinales: directas o indirectas a través de un *processus vaginalis* permeable, umbilicales, epigástricas, incisionales.
- Fugas tardías de líquido peritoneal: edema genital y fugas a través de la pared abdominal.
- Hidrotórax.

8.2 Otras complicaciones propias de la técnica

- Hemoperitoneo. En su forma leve se ha relacionado con la menstruación en mujeres en edad fértil y, habitualmente, se resuelve con medidas conservadoras.[7]
- Neumoperitoneo. Su presencia en los pacientes en DP no siempre es sugestiva de perforación intestinal como lo es en 90 % de la población y en muchas ocasiones no tiene significación clínica.[8]
- Quiloperitoneo. Se describe como la aparición de un líquido turbio de aspecto lechoso y con recuento celular normal que puede

aparecer después de microtraumatismos de vasos linfáticos durante la intervención quirúrgica, enfermedades malignas, leucemias o tuberculosis,[1] aunque la aparición autolimitada después de la inserción percutánea del catéter también ha sido descrita.[9]

8.3 *Infecciosas: infección del orificio o del peritoneo (peritonitis)*

Con una incidencia significativa, podemos afirmar que es una de las complicaciones que contribuye al fracaso de la técnica. Su diagnóstico puede ser clínico mediante la aparición de un líquido turbio en el drenaje acompañado de dolor abdominal con o sin fiebre. El laboratorio mostrará un líquido con recuento celular de > 100 leucos y > 50 % de polimorfonucleares. El tratamiento consistirá en medidas generales con analgesia y antibióticos intraperitoneales o por vía parenteral. Se iniciará tratamiento antibiótico empírico contra grampositivos y gramnegativos (habitualmente, vancomicina o cefazolina y un aminoglicósido) hasta obtener resultados de los cultivos y antibiograma lo que permitirá instaurar el tratamiento antibiótico adecuado. La retirada de catéter será obligada en determinados casos: peritonitis recurrente, infección orificio-túnel, peritonitis fecaloidea, fúngicas o tuberculosas y peritonitis refractaria al tratamiento antibiótico.[1,2]

8.4 *Hidroelectrolíticas*

- Hiperhidratación cuando la ultrafiltración es baja.
- Deshidratación.
- Alteraciones hidroelectrolíticas.

8.5 *Metabólicas*

- Sobrecarga de glucosa con mal control de glucemia.
- Hiperlipemia.
- Desnutrición. Es uno de los factores predictores más importantes de morbimortalidad en pacientes en DP. Tiene un origen plurietiológico: sensación de distensión abdominal; hiperglicemia; pérdida continua de proteínas y aminoácidos por el peritoneo; existencia de

un foco inflamatorio peritoneal de forma continua; además de la propia uremia. La prevención y el tratamiento se basará en una detección precoz de los factores condicionantes.[1-3]

9 Trasplante renal en diálisis peritoneal

La DP es una buena alternativa de tratamiento previa al trasplante renal para la mayoría de los pacientes. Los resultados globales en pacientes trasplantados renales que han sido tratados con DP son superponibles a aquéllos tratados con hemodiálisis. Quizás el retraso en la recuperación de la función renal en el trasplante inmediato es más lenta en los pacientes tratados con hemodiálisis,[10] pero tanto la supervivencia de pacientes e injerto como la incidencia de rechazo agudo son similares en ambos grupos. Existen estudios que refieren una alta incidencia de trombosis vascular del injerto en pacientes que proceden de DP comparados con los que proceden de hemodiálisis,[11] pero este hecho no ha sido confirmado por otros autores.[12,13]

Ante un injerto que no funcionante y la necesidad de diálisis en el postrasplante inmediato, se puede utilizar la DP a volúmenes bajos, aunque lo deseado sería poder posponerla durante los primeros días tras la cirugía. Después de la recuperación de la función renal se podrá retirar el catéter, siendo aconsejable hacerlo tras el segundo mes postrasplante.[1]

Bibliografía

1. Guías de práctica clínica en diálisis peritoneal. http://www.senefro.org. Sociedad Española de Nefrología, 2005.
2. Doñate T, Borràs M, Coronel F *et al*. Diálisis peritoneal. Consenso de la Sociedad Española de Diálisis y Trasplante. Dial Traspl 2006; 27(1): 23-34.
3. European best practice guidelines for peritoneal dialysis. Adequacy of peritoneal dialysis. Nephrol Dial Transplant 2005; 20 (suppl 9).
4. Becker BN, Stone WJ. Options for renal replacement therapy: special considerations. Am J Kidney Dis 1997; 17: 176-87.
5. Daugirdas, J. Manual de diálisis. Edition: 4. Publicado por Lippincott Williams & Wilkins, 2008. ISBN 8496921026.
6. Montenegro J. Soluciones de diálisis peritoneal. Nefrología 2008; Supl. 5, 59-65.
7. Fenton S, Lee HB: Recurrent hemoperitoneum in a middle-aged woman on CAPD. Perit Dial Int 1998; 18: 88-93.
8. Cancarini GC, Carli O, Cristinelli MR *et al*. Pneumoperitoneum in peritoneal dialysis patients. J Nephrol. 1999; 12(2): 95-9.
9. Ramos R, González MT, Moreso F *et al*. Chylous ascites: an unusual complication of percutaneous peritoneal catheter

implantation. Perit Dial Int 2006; 26: 722-23.

10. Bleyer A, Burkart J, Russell GB *et al.* Dialysis modality and delayed graft function after cadaveric renal transplantation. J Am Soc Nephrol 1999; 10: 154-59.

11. Ojo AO, Hanson JA, Wolfe RA *et al.* Dialysis modality and the risk of allograft thrombosis in adult renal transplant recipients. Kidney Int. 1999; 55: 1952-960.

12. Ramos R, González MT, Moreso F *et al.* Evolución del trasplante renal según la modalidad de diálisis previa: hemodiálisis frente a diálisis peritoneal. Dial Traspl. 2006; 27(1): 10-3.

13. Pérez Fontán M, Rodríguez-Carmona A, García Falcón T *et al.* Peritoneal dialysis is not a risk factor for primary vascular graft thrombosis after renal transplantation. Perit Dial Int 1998; 18: 311-16.

Capítulo 10-C
Tratamiento de la IRC estadio 5: trasplante renal

Dr. D. Serón Micas

1   El trasplante en España

El trasplante es la mejor opción terapéutica para la insuficiencia renal. En España, la prevalencia de insuficiencia renal terminal es de, aproximadamente, 1.000 pacientes por millón de población (p.m.p.) y el 40-50 % tienen un injerto renal funcionante. Cuando se compara la extracción de órganos entre países, España siempre ha ocupado un lugar destacado. La eficacia del sistema español se debe a un sistema organizativo propio y que, entre otras propuestas, introdujo en su momento la figura del coordinador de trasplantes. En la tabla 1 se compara el número de donantes p.m.p. entre distintos países.

País	Donantes p.m.p.
España	34,2
Francia	23,2
Alemania	15,2
Italia	21,7
Inglaterra	12,9
Estados Unidos	26,6

Tabla 1. Número de donantes de órganos p.m.p. en 2006 en distintos países.

2   El donante

Las características del donante se han ido modificando, ya que la edad media ha aumentado y la proporción de donantes que fallecen como consecuencia de un accidente vasculocerebral es cada vez mayor. Con el fin de caracterizar la probabilidad de supervivencia en función de las características del donante, se ha propuesto el concepto de donante con criterios expandidos que se define como el donante de cadáver mayor de sesenta años o mayor de cincuenta años con dos de los siguientes criterios:

- Creatinina plasmática superior a 1,5 mg/dl en el momento de la extracción.
- Antecedentes de hipertensión arterial.
- Fallecimiento por accidente vasculocerebral.

Los receptores de un donante con criterios expandidos tienen un riesgo relativo de 1,7 de perder el injerto, en comparación con los receptores de un injerto procedente de un donante estándar.

Para optimizar la utilización de los injertos, se utilizan los procedentes de donantes expandidos en receptores de edad avanzada. La idea que apoya esta estrategia es que debe existir una concordancia entre la espe-

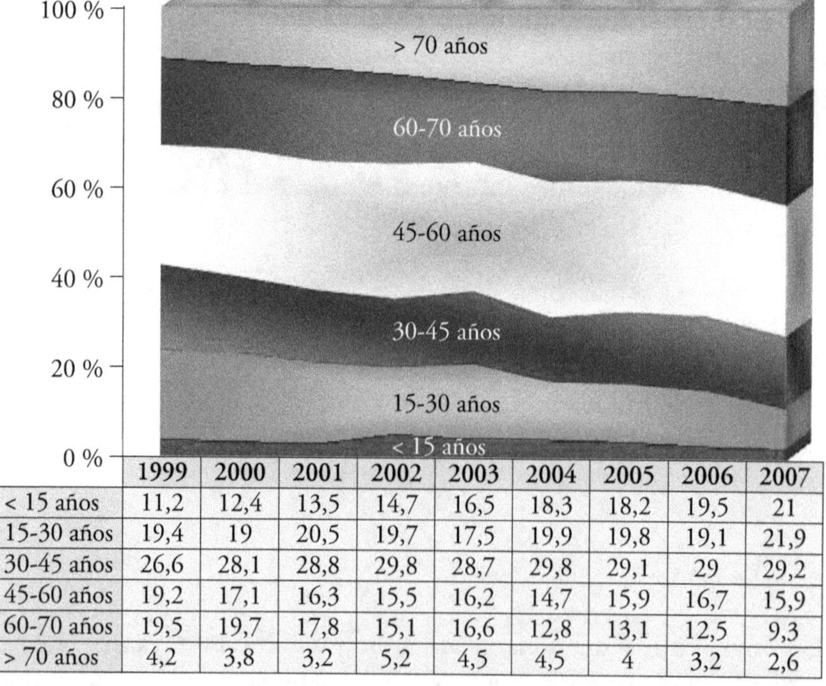

	1999	2000	2001	2002	2003	2004	2005	2006	2007
< 15 años	11,2	12,4	13,5	14,7	16,5	18,3	18,2	19,5	21
15-30 años	19,4	19	20,5	19,7	17,5	19,9	19,8	19,1	21,9
30-45 años	26,6	28,1	28,8	29,8	28,7	29,8	29,1	29	29,2
45-60 años	19,2	17,1	16,3	15,5	16,2	14,7	15,9	16,7	15,9
60-70 años	19,5	19,7	17,8	15,1	16,6	12,8	13,1	12,5	9,3
> 70 años	4,2	3,8	3,2	5,2	4,5	4,5	4	3,2	2,6

Figura 1. Evolución de la edad de los donantes en España entre 1999 y 2007. Datos de la Organización Nacional de Trasplantes.

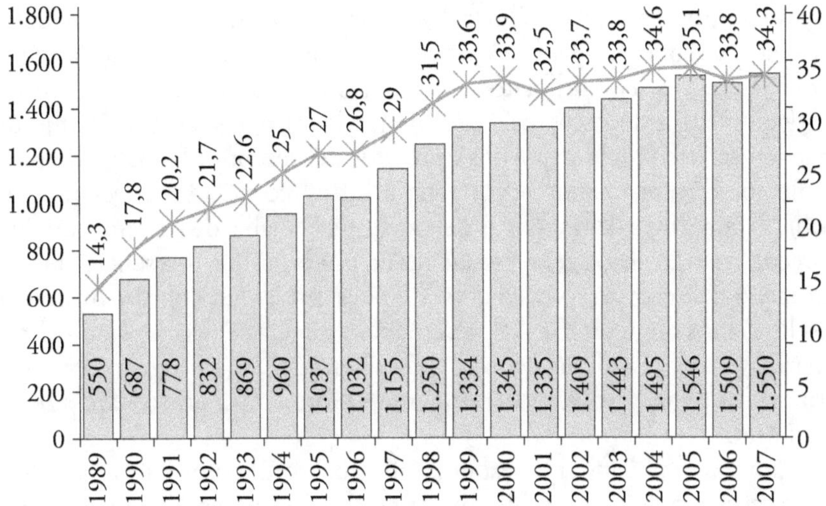

Figura 2. Número de donantes y tasa p.m.p entre 1989 y 2007.
Datos de la Organización Nacional de Trasplantes.

ranza de vida del injerto y la del receptor. En la figura 1 se muestra la evolución de la edad de los donantes en España entre 1999 y 2007.

Las últimas estadísticas sugieren que el número de donantes por millón de población (p.m.p.) se ha estancado (véase la figura 2), lo que sugiere que el sistema de extracción de órganos de donante de cadáver en España está muy optimizado. Para aumentar el número de trasplantes, especialmente en el caso de los receptores jóvenes, la mayoría de los hospitales están potenciando los programas de donación de vivo.[1,2]

3   Sistema HLA y selección del donante

Los antígenos del sistema de histocompatibilidad mayor o sistema «HLA», constituyen un grupo de moléculas muy polimórficas que tienen un papel fundamental en la presentación de antígenos. Si existe incompatibilidad entre los antígenos HLA del receptor y el donante aumenta el riesgo de rechazo y de pérdida del injerto.

El sistema HLA clase I se expresa en la membrana de todas las células y su función es presentar antígenos intracelulares, como es el caso de los antígenos virales, a los linfocitos CD8. El sistema HLA II se expresa en monocitos, endotelio, células B y células dendríticas y su función consiste en presentar antígenos extracelulares, como es el caso de los antígenos bacterianos, a los linfocitos CD4. Si existe incompatibilidad entre los antígenos HLA del receptor y el donante, los antígenos HLA del injerto pueden ser reconocidos por los linfocitos del receptor. Se habla de presentación directa, cuando el antígeno HLA es reconocido, directamente, sobre la superficie de las células del donante. Se habla de presentación indirecta, cuando el antígeno es fagocitado por las células presentadoras de antígeno del receptor, procesado y, después, presentado por las mismas a los linfocitos del receptor. La presentación directa se relaciona con el rechazo agudo y la indirecta con el rechazo crónico. Si existen anticuerpos contra los antígenos HLA del donante, se producirá un rechazo agudo humoral.

Para que tenga lugar la respuesta inmune son necesarias tres señales: la primera (en la que la célula presentadora de antígeno, ya sea a través de la vía directa o indirecta, presenta el antígeno HLA al linfocito T del receptor) es necesaria, pero no suficiente para provocar la activación celular. Para ello es preciso que, simultáneamente, se produzca una segunda señal, denominada coestimulación (en la que moléculas de la célula presentadora se unen a moléculas del linfocito T). Existen distintas señales coestimuladoras, pero la CD28-CD80/CD86 es la mejor estudiada. Si se bloquea la señal coestimuladora se impedirá la activación celular, de ahí que el bloqueo de la coestimulación constituya la diana terapéutica de algunos fármacos inmunosupresores. La tercera señal consiste en la secreción de citocinas, una vez activada la célula T que dará lugar a la proliferación de las células T activadas.

Antes del trasplante, se determinan los antígenos HLA-A, HLA-B y HLA-DR del receptor y se determina la presencia de anticuerpos antiHLA del receptor (anticuerpos contra el panel) para indicar el grado de sensibilización y poder evaluar el riesgo de rechazo.

4   Complicaciones del postrasplante inmediato: necrosis tubular aguda y rechazo agudo

4.1   Necrosis tubular aguda

Aproximadamente un 20 % de los pacientes trasplantados requieren tratamiento con hemodiálisis en los días siguientes a la intervención, ya que el injerto no asume una función inmediata. Esta situación se denomina función retardada del injerto y su sustrato anatómico, en la mayoría de los casos, es la necrosis tubular aguda. La función retardada se asocia a una peor supervivencia del injerto a largo plazo.

4.2 Rechazo agudo

Se caracteriza, desde el punto de vista clínico, por un deterioro brusco de la función renal. La probabilidad de rechazo es máxima durante los primeros tres meses. Sin embargo, puede aparecer un episodio de rechazo en cualquier momento del seguimiento. Se distinguen dos formas de rechazo agudo: celular y humoral. Cabe destacar que la tasa de rechazo ha ido disminuyendo en las últimas décadas, gracias a la introducción de tratamientos inmunosupresores más eficaces. El rechazo agudo constituye un factor de riesgo para la pérdida del injerto a largo plazo.

5 Tratamiento inmunosupresor

El trasplante fue posible gracias a la utilización de la combinación de azatioprina y prednisona a partir de 1962. A principios de la década de 1980 se introdujo la ciclosporina, que supuso la consolidación del trasplante. Hoy en día disponemos de distintas familias de fármacos inmunosupresores:

- Esteroides.
- Inhibidores de la calcineurina (ciclosporina y tacrolimus).
- Antiproliferativos (azatioprina micofenolato mofetil y micofenolato sódico).
- Inhibidores de la mTOR (sirolimus y everolimus).
- Agentes biológicos (anticuerpos antilinfocitarios y anticuerpos monoclonales contra el receptor de la interleucina 2).

Las pautas se basan en la combinación de fármacos inmunosupresores. Los agentes biológicos se utilizan durante los primeros días del trasplante con el fin de aumentar la potencia del tratamiento en pacientes con riesgo elevado de rechazo o para retrasar la introducción de inmunosupresores con efecto nefrotóxico, como son los anticalcineurínicos en pacientes con riesgo elevado de padecer una función retardada del injerto.

Por este motivo, los anticuerpos antilinfocitarios y los antiinterleucina 2 se conocen también como tratamientos de inducción.

El tratamiento de mantenimiento consiste en la combinación de fármacos con distinto mecanismo de acción. La combinación clásica demanda un anticalcineurínico, un antiproliferativo y esteroides. El anticalcineurínico más utilizado, actualmente, es el tacrolimus y, por lo que se refiere a los antiproliferativos, la azatioprina apenas se utiliza. Los mTOR, habitualmente combinados con un antiproliferativo, son una alternativa a la pauta clásica que permite evitar la nefrotoxicidad asociada a los anticalcineurínicos.

6   Efectos secundarios de los fármacos inmunosupresores

El seguimiento del paciente trasplantado requiere el manejo adecuado de los efectos secundarios de los fármacos inmunosupresores.

6.1   Anticalcineurínicos

Estos fármacos son nefrotóxicos, ya que producen vasoconstricción renal que se asocia a la aparición o progresión de fibrosis intersticial, atrofia tubular y hialinosis arteriolar. Tienen efectos neurotóxicos, siendo los más frecuentes el temblor, el insomnio, la agitación, la cefalea y las parestesias. Estos efectos son dosis-dependientes. Ambos anticalcineurínicos (ciclosporina y tacrolimus) aumentan los factores de riesgo cardiovascular, ya que favorecen la hipertensión arterial, la hiperlipidemia y la diabetes mellitus postrasplante. La hipertensión y la dislipemia son más severas con el uso de ciclosporina, mientras que el efecto diabetógeno es mayor con tacrolimus. Ambos anticalcineurínicos se asocian a efectos cosméticos. La ciclosporina se asocia a hirsutismo e hipertrofia gingival, en tanto que el tacrolimus puede asociarse a alopecia.

6.2   Antiproliferativos

Sus efectos secundarios más frecuentes son: alteraciones digestivas, molestias abdominales, diarrea y alteraciones hematológicas como leucopenia, anemia y plaquetopenia, por este orden de importancia.

6.3   Inhibidores de mTOR

Debido a su efecto antiproliferativo, se asocian al retraso en la cicatrización de la herida quirúrgica, fístula urinaria y linfocele. En los pacientes con necrosis tubular aguda postrasplante pueden retrasar la recuperación de la función renal. Debido a estos efectos que se manifiestan en el trasplante inmediato, los mTOR se utilizan en la mayoría de los centros a partir del tercer mes. Otros efectos secundarios son: la aparición de aftas bucales (justo después de su introducción), acné, edema, anemia, plaquetopenia y agravamiento de la proteinuria, de ahí que se desaconseje convertir a un mTOR a los pacientes con proteinuria por encima de los 0,8 g / 24 h. Los mTOR tienen un efecto antineoplásico.

7   Pautas de inmunosupresión de mantenimiento

La pauta más utilizada es la combinación de tacrolimus con un antiproliferativo y esteroides a dosis bajas para retirarlos a partir del tercer mes en los pacientes con bajo riesgo inmunológico. En los últimos años, las pautas que utilizan inducción, tacrolimus y un antiproliferativo con la retirada completa de los esteroides a partir del cuarto día postrasplante se van utilizando con mayor frecuencia, con el fin de evitar los efectos secundarios de los esteroides. Asimismo, las pautas de conversión de los pacientes de tacrolimus a un mTOR a partir del tercer más para prevenir la nefrotoxicidad de los anticalcineurínicos y disminuir la incidencia de neoplasias se utilizan cada vez más. En los pacientes diagnosticados de neoplasia cutánea o tumores sólidos se aconseja el cambio a un mTOR.

8   Interacciones farmacológicas

Existen importantes interacciones farmacológicas entre medicamentos de uso común y fármacos inmunosupresores. Los fármacos estimulantes de los enzimas microsomales hepáticos aceleran el metabolismo de los inmunosupresores, disminuyendo sus niveles y aumentando el riesgo de rechazo; mientras que los inhibidores de los enzimas microsomales aumentarán los niveles de los fármacos inmunosupresores, favoreciendo la aparición de efectos secundarios, especialmente nefrotoxicidad en el caso de los anticalcineurínicos. Los fármacos que más aumentan los niveles de fármacos inmunosupresores son el ketoconazol y la eritromicina. Los que más aceleran su metabolismo y, por lo tanto, disminuyen sus niveles son la rifampicina, el fenobarbital y la fenitoína. La lista de interacciones es larga y antes de introducir un nuevo tratamiento debe consultarse las posibles interacciones. Se desaconseja el uso de antiinflamatorios y de aminoglucósidos en los pacientes con un injerto funcionante por su efecto nefrotóxico. Antes de la introducción de bloqueadores del sistema renina-angiotensina, debe descartarse la estenosis de arteria renal.[3-5]

9 Supervivencia del injerto

Durante el primer año la tasa de pérdida del injerto es máxima, fundamentalmente debido a las complicaciones quirúrgicas y al rechazo agudo. A partir del primer año, la tasa de pérdida es, aproximadamente, constante. La forma más habitual de expresar la supervivencia del injerto es mediante la vida media, es decir, el tiempo que transcurre desde el trasplante hasta que se han perdido el 50 % de los injertos. La vida media actualmente es de ocho a doce años. En la figura 3 se muestra una curva de supervivencia del injerto y el método gráfico para calcular la vida media.

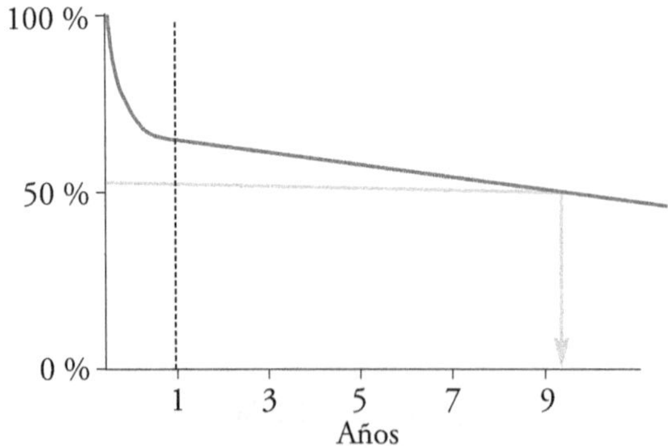

*Figura 3. Curva de supervivencia del injerto y método gráfico
para calcular la vida media.*

10 Complicaciones tardías del injerto

Las patologías más frecuentes del injerto son: fibrosis intersticial y atrofia tubular de origen incierto; rechazo crónico mediado por anticuerpos; recidiva de la enfermedad primaria; aparición de glomerulonefritis *de novo*; nefrotoxicidad por anticalcineurínicos; infección por el virus BK y pielonefritis de repetición. En un mismo paciente pueden coexistir varias patologías.[6]

11 Complicaciones del paciente trasplantado

La prevalencia de enfermedad cardiovascular, infecciones y neoplasias se ve aumentada en el paciente trasplantado. El incremento de la enfermedad cardiovascular se explica, en parte, por el efecto de muchos fármacos inmunosupresores y el grado de insuficiencia renal. El aumento de infecciones y neoplasias se explica, también en parte, porque la inmunosupresión no es específica, sino que puede interferir con los mecanismos de defensa.

Los pacientes trasplantados tienen un riesgo cardiovascular aumentado respecto a la población general y éste constituye la primera causa de fallecimiento. Este alto peligro cardiovascular se explica por el aumento de la prevalencia de los factores de riesgo. El 70-90 % de los pacientes trasplantados presentan hipertensión, un 50 % alteraciones del metabolismo de la glucosa y más de un 50 % alteraciones lipídicas. Estos factores de riesgo son modificables y, en parte, están directamente relacionados con el uso de los fármacos inmunosupresores. Para disminuir el riesgo cardiovascular en la población trasplantada, es fundamental fomentar hábitos de vida saludable y llevar un tratamiento activo de la hipertensión. Antes de la introducción de inhibidores del enzima de conversión, debe descartarse la estenosis de arteria renal. En cuanto a la diabetes postrasplante, aparte de las medidas dietéticas, se aconseja ajustar los fármacos inmunosupresores, con el fin de utilizar regímenes menos diabetógenos como la retirada de esteroides o el cambio de tacrolimus por ciclosporina. No existe un acuerdo en cuanto a la utilización de antidiabéticos orales en el paciente trasplantado. Se ha demostrado que la utilización de estatinas mejora la supervivencia del paciente. Existe controversia en cuanto a la utilización de dosis bajas de aspirina en el paciente trasplantado que no haya padecido un evento cardiovascular.[7,8]

El riesgo de infección es superior en la población trasplantada. Más allá de algunas infecciones características entre estos pacientes (como la enfermedad por citomegalovirus, cuya máxima incidencia se observa durante los primeros meses), la incidencia de infección urinaria es elevada en esta población. La pielonefritis del injerto es uno de los diagnósticos más frecuentes en los pacientes trasplantados y se asocia a una peor supervivencia del injerto.[9,10]

Las neoplasias cutáneas son las más frecuentes. La exposición solar es el factor de riesgo principal. En la exploración física deben buscarse lesiones sospechosas que siempre deberán biopsiarse. En los pacientes con neoplasia cutánea se procederá a la extirpación quirúrgica y se aconseja modificar la inmunosupresión mediante la introducción de un mTOR que, en general, sustituirá al anticacineurínico.[11,12]

BIBLIOGRAFÍA

1. http://www.ont.es/Home?id_nodo=124

2. Metsger RA, Delmonico FL, Feng S *et al*. Expanded donor criteria for kidney transplantation. Am J Transplant 2003; 3(suppl 4): 114-25.

3. Magee CC, Pascual M. Update in renal transplantation. Arch Intern Med 2004; 164: 1373-388.

4. Pascual M, Theruvath T, Kawai T *et al*. Strategies to improve long-term outcomes after renal transplantation. N Engl J Med 2002; 346(8): 580-90.

5. Halloran PF. Immunosuppressive drugs for kidney transplantation. N Engl J Med 2004; 351(26): 2715-729.

6. Solez K, Colvin RB, Racusen LC *et al*. Banff 07 classification of renal allograft pathology: updates and future directions. Am J Transplant 2008; 8(4): 753-60.

7. Ojo A. Cardiovascular complications after renal transplantation and their prevention. Transplantation 2006; 85(5): 603-11.

8. Holdaas H, Fellsttröm B, Jardine AG *et al*. Effect of fluvastatin on cardiac outcomes in renal transplant recipients: a multicentre, randomized, placebo-controlled trial. Lancet 2003; 361(9374): 2024-031.

9. Fishman JA, Rubin RH. Infection in organ transplant recipients. N Engl J Med 1988; 338(24): 1741-751.

10. De Souza RM, Olsburgh J. Urinary tract infection in renal transplantation. Nat Clin Pract Nephrol 2008; 4(5): 252-64.

11. Buell JF, Gross TG, Woodle ES. Malignancies after renal transplantation. Transplantation 2005; 80 (suppl 2): 54-64.

12. Bordea C, Wojnarowska F, Millard PR *et al*. Skin cancer in renal transplant recipients occur more frequently tan previously recognized in temperate climate. Transplantation 2004; 77(4): 574-79.

Capítulo 11
Fármacos y patología renal

DRA. R. FARRÉ RIBA

1 Introducción

La relación entre los fármacos y el riñón es estrecha y bidireccional. Por una parte, existen todos aquellos medicamentos nefrotóxicos, que pueden dañar el funcionamiento de este órgano, de forma reversible o irreversible. Su administración obliga a una estrecha monitorización de la función renal y, en algunos casos, a unas maniobras especiales (como hidratación, alcalinización o uso de antídotos) que permitan minimizar ese riesgo. Por otra parte, en el arsenal terapéutico disponible, existe un gran número de medicamentos que se excretan por vía renal. Si su eliminación se ve comprometida porque el paciente presenta insuficiencia renal, el medicamento puede acumularse, produciendo efectos tóxicos e indeseables; ello obliga a disminuir la dosis, ampliar el intervalo de dosificación o buscar una alternativa terapéutica más segura.

2 Nefrotoxicidad inducida por fármacos

Es una complicación relativamente común de varios agentes diagnósticos y terapéuticos. Se puede observar tanto a nivel hospitalario como ambulatorio. Las manifestaciones de la nefrotoxicidad incluyen desequilibrios ácido-base, electrolíticos, sedimento de orina alterado, proteinuria, piuria o hematuria. Sin embargo, la manifestación más frecuente es la disminución del filtrado glomerular, que produce un incremento de creatinina (Cr) y urea séricas que puede ir asociado a una disminución del volumen de orina. Este incremento de urea y Cr con una relación temporal a la exposición de fármacos nefrotóxicos pueden indicar que la administración de los medicamentos ha sido la causa de la insuficiencia renal. La nefrotoxicidad causada por fármacos suele ser reversible tras la suspensión del agente supuestamente causante aunque a veces puede dar lugar a insuficiencia renal crónica.[1]

Los riñones son especialmente susceptibles a la toxicidad por fármacos por sus características fisiológicas y funcionales:[1] poseen elevado flujo sanguíneo y hemodinámica especializada; la actividad de absorción y secreción que ejercen las células epiteliales tubulares permite acumulación de fármacos y metabolitos; los requerimientos de energía de las células tubulares renales son elevados; la concentración de soluto en la luz del túbulo que, junto con la acidificación de la orina, puede llevar a la precipitación de solutos, y la capacidad de adaptación a la insuficiencia renal crónica que incrementa la actividad de las nefronas residuales intactas y las hace más susceptibles a los nefrotóxicos.

El desarrollo de fármacos cada vez más potentes y específicos incrementa el potencial de nefropatías yatrogénicas, hecho que además aumenta con la edad o en las enfermedades graves, ya que ambas entidades se asocian a pacientes polimedicados con fármacos que, de manera individual o por combinación, pueden causar potencialmente fallo renal.[2,3]

Los fármacos causan aproximadamente el 20 % de los episodios de insuficiencia renal aguda.[3] En el paciente crítico, dicha patología se estima que se eleva hasta un 25 % de los pacientes.[2] Entre la población de mayor edad, la incidencia de nefrotoxicidad por medicamentos puede incrementarse hasta un 66 %.[3]

Los fármacos más implicados son los aminoglucósidos, los contrastes radiológicos, el cisplatino, los AINEs (antiinflamatorios no esteroideos), los IECAs (inhibidores del enzima convertidor de la angiotensina) y los diuréticos.[1]

La prevención efectiva de la nefrotoxicidad medicamentosa supone el conocimiento de los mecanismos etiopatogénicos, los factores de riesgo del paciente y del medicamento, las medidas preventivas aplicables junto con la vigilancia e intervención temprana.[3]

2.1   Mecanismos etiopatogénicos de la nefrotoxicidad

2.1.1   Insuficiencia renal por alteración hemodinámica

La perfusión renal depende de las prostaglandinas circulantes y la presión intraglomerular se mantiene por el sistema renina-angiotensina. La depleción de volumen, la insuficiencia cardíaca o la alteración de los sistemas de regulación por fármacos pueden provocar nefrotoxicidad.[3]

Los IECAs pueden producir un deterioro agudo de la filtración glomerular cuando hay estenosis de las arterias renales. Es reversible al suspender el tratamiento.[1-3]

Los AINEs inhiben la ciclooxigenasa (COX) y pueden deteriorar la función renal disminuyendo la síntesis de prostaglandinas vasodilatadoras. Los AINEs incrementan la actividad vasoconstrictora, produciendo isquemia y pérdida de la filtración glomerular. Los pacientes de riesgo para sufrir nefropatía por AINEs, generalmente, presentan insuficiencia renal previa, otras alteraciones que cursan con elevada actividad de la renina plasmática (hepatopatía con ascitis, insuficiencia cardíaca congestiva (ICC) descompensada o depleción del volumen extravascular) o lupus eritematoso sistémico (LES); la edad del paciente (mayor de sesenta años) es, para este grupo, un factor de riesgo importante.[1,4]

Se considera de riesgo la asociación de AINEs con IECAs o ciclosporina.[1]

Todos los AINEs no poseen un efecto equivalente sobre el flujo renal; los de mayor riesgo son: la indometacina, el naproxeno, el diclofenaco y el ibuprofeno; por su parte, la aspirina es el que conlleva menor riesgo.

En caso de producirse insuficiencia renal aguda por AINEs, debe suspenderse el fármaco y administrarse terapia de soporte; aunque a veces es grave, suele recuperarse rápidamente. Alguna vez, el insulto es tan importante que se produce necrosis tubular, lo que entorpece la recuperación.[1]

Los inhibidores de la COX-2 –aunque prometían un perfil más seguro– tienen un potencial para producir nefrotoxicidad equivalente a los AINEs.[2]

La ciclosporina y el tacrólimus poseen varios mecanismos de nefrotoxicidad. Parecen mediados hemodinámicamente por vasoconstricción de las arteriolas aferentes dosis-dependiente.[3] Los calcioantagonistas pueden potenciarla y los IECAs pueden prevenirla.[2]

2.1.2   *Necrosis tubular aguda*

La necrosis aguda del epitelio tubular renal es uno de los mecanismos más comunes de nefrotoxicidad por fármacos. Las células del túbulo proximal son muy susceptibles de sufrir lesiones por esta causa, ya que se

Fármacos	Estrategias de prevención
Alteración hemodinámica intraglomerular	
IECAs, AINEs	– Corregir depleción volumen – Analgésicos menor riesgo: paracetamol, aspirina, sulindac
Ciclosporina, tacrólimus	– Monitorizar niveles plasmáticos y ajustar dosis – Usar mínima dosis efectiva – Evitar interacciones con inhibidores de su metabolismo
Necrosis tubular	
Aminoglucósidos	– Dosis altas a intervalo ampliado – Mantener concentración mínima baja – Limitar la duración – Monitorizar niveles plasmáticos y ajustar dosis
Contrastes radiológicos	– Contrastes de baja osmolaridad a la mínima dosis posible – Evitar reexposiciones en 24-48 horas – Suero fisiológico o con bicarbonato (150 mEq/L), antes y después del contraste, o N-acetilcisteína (600 mg cada 12 horas), durante 48 horas, desde el día antes del procedimiento
Nefropatía intersticial crónica	
AINEs, paracetamol, aspirina	– Evitar la exposición prolongada, especialmente, si se asocian varios analgésicos – En dolor crónico utilizar fármacos alternativos
Litio	– Mantener los niveles plasmáticos dentro del margen terapéutico – Evitar la depleción de volumen
Nefropatía obstructiva	
Aciclovir, sulfamidas, triamtereno, metotrexato	– Suspender o reducir dosis – Hidratación adecuada asegurando flujo urinario elevado – Administración por vía oral

Tabla 1. Medidas de prevención de nefrotoxicidad para distintos fármacos agrupados según mecanismos de toxicidad renal.[2,3,6,7]

hallan expuestas a elevadas concentraciones de las toxinas circulantes.[1,3] La prolongación o repetición de la terapia puede causar toxicidad crónica.[1] Los fármacos implicados son muchos.

Aminoglucósidos. Pueden contribuir a su nefrotoxicidad: la deshidratación, la sepsis y otros nefrotóxicos concomitantes; así como la dosis total acumulada elevada, la terapia prolongada (más de diez días), la concentración plasmática mínima elevada, la terapia previa con aminoglucósidos, la insuficiencia hepática y la hipoalbuminemia.[2,3]

Medios de contraste radiológico. Es la tercera causa hospitalaria de insuficiencia renal por fármacos. Habitualmente es moderada y reversible. Se manifiesta primero por una diuresis osmótica, seguida de proteinuria y enzimuria; entre dos y cinco días tras la exposición al contraste incrementa la Cr y se recupera entre cuatro y diez días después. Además producen vasoconstricción renal, lo que contribuye a su gran potencial nefrotóxico. Los pacientes con mayor riesgo de sufrir toxicidad manifiestan las siguientes características: insuficiencia renal, depleción de volumen, edad superior a los sesenta años, diabetes, insuficiencia cardíaca o con exposiciones repetidas. Los contrastes de menor osmolaridad, sobre todo no iónicos (iohexol, iopamidol), se asocian a menor potencial de nefrotoxicidad.[1] En los últimos años, se han estudiado distintas medidas dirigidas a prevenir el daño renal de los medios de contraste (véase la tabla 1), pero los resultados obtenidos no son concluyentes.[5]

También pueden presentar nefrotoxicidad por necrosis tubular el cisplatino, la anfotericina B, los antirretrovirales y el ácido zoledrónico.[1,3]

2.1.3 Alteraciones inflamatorias

- Síndrome nefrótico y glomerulonefritis. La patología glomerular inducida por fármacos es poco frecuente y se asocia más a mecanismos inmunológicos que a un efecto tóxico directo sobre el riñón.

  La terapia con AINEs, ampicilina, rifampicina, hidantoínas, pamidronato y litio se ha asociado a proteinuria en rango nefrótico y, frecuentemente, a nefritis intersticial.[1,3] La proteinuria suele desaparecer cuando se suspende el fármaco y la asociación de prednisona puede ayudar a resolver la lesión.[1]
- Nefritis intersticial alérgica aguda. Causa del 3 al 15 % de todos los casos de insuficiencia renal aguda. Esta reacción se asocia, con frecuencia, al uso de antibióticos. Acostumbra a presentarse a partir de cinco o siete días después de la exposición, aunque en algunos casos, como los AINEs, puede presentarse a los cinco o seis meses de haberse iniciado el tratamiento, con pocas manifestaciones sistémicas y, a menudo, asociada a síndrome nefrótico.[2]

Los corticoides (0,5-1 mg/kg/día de prednisona durante cuatro semanas), acortan la duración de los síntomas y mejoran la recuperación.[1]

– Nefritis intersticial crónica. Se presenta con un inicio insidioso y, a menudo, sin signos de hipersensibilidad.[3]

El litio se ha asociado a distintos tipos de lesiones tubulares, nefritis túbulointersticial crónica, diabetes insípida nefrogénica, acidosis tubular distal e insuficiencia renal aguda (en intoxicación). La nefrotoxicidad puede ser reversible con medidas de soporte y, en caso de niveles tóxicos, con diálisis. Hasta un 10 % de los pacientes con tratamientos prolongados con litio presentan insuficiencia renal leve.[1]

La ciclosporina y el tacrólimus pueden causar fibrosis intersticial e insuficiencia renal crónica irreversible después de seis a doce meses de tratamiento. Hasta un 10 % de los trasplantes cardíacos desarrollan insuficiencia renal terminal con tratamientos prolongados a dosis altas.[1]

También existen casos descritos asociados a paracetamol, aspirina y AINEs, especialmente administrados a altas dosis y durante períodos prolongados.[3]

2.1.4 Nefropatía obstructiva

– Obstrucción tubular renal. Se produce por precipitación de fármacos, metabolitos, productos de degradación, etcétera. La causa más común es la nefropatía aguda por ácido úrico tras la administración de antineoplásicos, dependiente de la hidratación y el pH de la orina.[1,3]

Otros fármacos posiblemente implicados son: sulfamidas, sulfadiazina, acetazolamida, metotrexate, aciclovir a dosis altas, dosis masiva de ácido ascórbico, metoxiflurano, dextranos de bajo peso molecular, triamtereno y los antivíricos usados en el tratamiento del sida (indinavir, tenofovir).

También pueden causarla la hiperfosfatemia (enemas de fosfato) o la hipermagnesemia en insuficiencia renal previa.[1,2]

– Obstrucción del tracto urinario extrarrenal. Puede producirse obstrucción ureteral por cálculos o fibrosis por analgésicos o radioterapia. La cistitis hemorrágica causada por ciclofosfamida o ifosfamida puede desarrollar fibrosis de vejiga y ésta conducir a obstrucción ureteral.[1]

2.1.5 Alteraciones vasculares renales

Varios medicamentos se han asociado a microangiopatía trombótica (síndrome hemolítico urémico y púrpura trombocitopénica trombótica, formándose trombos a nivel vascular renal), entre ellos los anticonceptivos orales, la ciclosporina, la ticlopidina, el clopidogrel, la mitomicina C, el cisplatino y la quinina.[1,3] El fallo renal puede ser grave e irreversible, aunque se observa mejoría clínica tras administrar corticoides, antiagregantes plaquetarios, exanguinotransfusiones, plasmaféresis, vincristina e inmunoglobulinas intravenosas (Ig por vía IV) a dosis altas.[1]

2.2 Factores de riesgo

La nefrotoxicidad por medicamentos se produce por varios mecanismos que abarcan desde la hipersensibilidad idiosincrática, hasta la toxicidad directa por acumulación; además, incluye todo el espectro de edad, desde el recién nacido hasta los más ancianos, por lo tanto, es difícil generalizar sobre los factores de riesgo.[1]

Algunos medicamentos presentan nefrotoxicidad inherente, en otros casos ésta es dependiente de la dosis y la duración del tratamiento.[3]

Existe consenso en que los factores con mayor riesgo para sufrir nefrotoxicidad son: edad superior a sesenta años, insuficiencia renal previa, depleción de volumen, exposición a múltiples nefrotóxicos, diabetes, insuficiencia cardíaca y sepsis.[3]

2.3 Valoración y diagnóstico

El inicio de una insuficiencia renal aguda puede detectarse, precozmente, mediante la monitorización rutinaria de Cr sérica. La disminución de la diuresis también puede ser un signo de alerta, sobre todo para los medios de contraste radiológico, los IECAs y los AINEs.[1]

En el ámbito ambulatorio, la nefrotoxicidad, normalmente, se detecta sólo en estadios avanzados, cuando se presenta clínica por uremia (malestar general, anorexia y vómitos) o hipervolemia (dificultad respiratoria o edemas).

La Cr sérica y la urea elevadas indican que hay daño renal.

Si la nefrotoxicidad afecta sólo a nivel tubular, sin disminución de la filtración glomerular (sobre todo en estadios iniciales) los indicadores son:

- En el túbulo proximal: acidosis metabólica con bicarbonaturia, glucosuria sin hiplerglicemia, hipofosfatemia e hipouricemia.
- En el túbulo distal: poliuria, acidosis metabólica e hipercalemia.

2.4 Prevención de la nefropatía por fármacos

Cuando no puede evitarse la exposición a nefrotóxicos en pacientes de riesgo, existen distintas medidas, farmacológicas o de otros tipos, que reducen el potencial de nefrotoxicidad.[6]

La toxicidad en las células tubulares es la más estudiada, desde el punto de vista de la búsqueda de estrategias preventivas. Para los aminoglucósidos se aconseja utilizar dosis elevadas a intervalos ampliados, lo que ha demostrado ser efectivo con menor toxicidad. La administración de anfotericina B en infusiones largas, con sobrecarga previa y posterior de suero fisiológico, es otra medida que ha obtenido resultados beneficiosos.

La tabla 1 detalla distintas medidas preventivas que pueden disminuir la frecuencia o gravedad de las nefropatías.

Siempre que se inicie un tratamiento con un medicamento potencialmente nefrotóxico se debe monitorizar la función renal, especialmente en pacientes de riesgo. La corrección de la depleción de volumen es básica antes de administrar un nefrotóxico.[6] Si se presenta toxicidad renal es aconsejable suspender el fármaco agresor, lo que permitirá la reversibilidad de la alteración en la mayoría de los casos.

3 Individualización terapéutica para pacientes con insuficiencia renal

En la práctica clínica diaria son frecuentes los pacientes con insuficiencia renal, en muchos casos asociada a diabetes o hipertensión entre otras afecciones; en otros, ésta es fisiológica y aparece asociada a la edad.

En la población anciana, el deterioro de la función renal, junto con el incremento en el uso de medicamentos, acentúan los efectos adversos producidos por la farmacoterapia. La presencia de un compromiso renal, independientemente de la edad, obliga al clínico a conocer los aspectos más importantes de la farmacocinética de los medicamentos que pueden verse afectados y los métodos de individualización farmacoterapéutica más apropiados a cada paciente. Si no se adecuan las dosis de medicamentos en pacientes con insuficiencia renal puede existir un riesgo elevado de toxicidad.[9]

La insuficiencia renal aguda y crónica a menudo va acompañada de alteraciones en distintos órganos y sistemas que implican cambios en las características farmacocinéticas de los medicamentos.[8,9] La individualización terapéutica para los pacientes con insuficiencia renal puede requerir sólo un ajuste de dosis basado en la disminución del aclaramiento de Cr. Sin embargo, el uso de fármacos que se metabolizan extensamente por el hígado o cuya unión a proteínas plasmáticas es elevada, pueden requerir métodos de ajuste de dosis más complejos.[8]

3.1 Variación de los parámetros farmacocinéticos asociada a la insuficiencia renal

3.1.1 Absorción

La absorción de algunos medicamentos podría verse disminuida por la ralentización del vaciado gástrico y el incremento del pH que se asocia a la insuficiencia renal crónica. Sin embargo, no existen estudios suficientemente concluyentes que aporten consecuencias clínicas derivadas de estos cambios.[8,9]

3.1.2 Distribución

En general, el volumen de distribución se incrementa en la insuficiencia renal crónica, aunque en algún caso disminuye (por ejemplo, digoxina). Estas variaciones se deben, fundamentalmente, a los cambios en la unión a proteínas plasmáticas (suele disminuir) o a alteraciones en la composición corporal.[8,9]

3.1.3 Metabolismo

Las alteraciones de las vías de eliminación no renales, consecuencia de la insuficiencia renal crónica, fundamentalmente el complejo enzimático del citocromo P450, pueden conllevar un incremento en la biodisponibilidad o una disminución del aclaramiento hepático.[10]

### 3.1.4	Excreción renal

Depende de la filtración glomerular, la secreción tubular y la reabsorción. Las alteraciones en estos procesos, como consecuencia del daño renal, pueden afectar de forma significativa el comportamiento farmacocinético de los medicamentos. Los más afectados son los que se eliminan, fundamentalmente, por filtración glomerular.[8,9]

### 3.2	Dosificación de fármacos en insuficiencia renal

- Dosis de carga: en aquellos casos que la situación clínica requiere la administración de una dosis de carga, en pacientes con insuficiencia renal, ésta no debe modificarse. La digoxina es una excepción, ya que el volumen de distribución disminuye en insuficiencia renal y debe administrarse una dosis de carga menor. En aquellos pacientes con un exceso de agua corporal total (por edemas o ascitis), el volumen de distribución aumenta y pueden requerir dosis de carga superiores a lo normal.[9]
- Dosis de mantenimiento: tras la dosis de carga, o si ésta no es necesaria, debe instaurarse la dosis de mantenimiento acorde a la función renal del paciente, si el medicamento se elimina por vía renal. Cuando existe insuficiencia renal, la dosis de mantenimiento debe reducirse o bien debe ampliarse el intervalo de dosificación o bien deben aplicarse ambos métodos a la vez, con el fin de evitar concentraciones excesivas de medicamento en el organismo que supondrían riesgo de toxicidad importante en el paciente. En la tabla 2 se detallan las modificaciones recomendadas para un grupo de fármacos de uso frecuente en función del grado de filtración glomerular.
- Recomendaciones generales para individualización de dosis de medicamentos en pacientes con insuficiencia renal:[8,11]

	- Anamnesis con información clínica y analítica relevante del paciente (con función renal).
	- Estimar el aclaramiento de creatinina.
	- Revisar los tratamientos actuales, identificando los medicamentos que requieren ajuste de dosis por riesgo de acúmulo.
	- Calcular el régimen de dosificación más adecuado a la situación clínica del paciente.

- Monitorizar parámetros de eficacia y toxicidad y niveles plasmáticos si procede.
- Revisar el régimen y ajustar según respuesta o cambios clínicos del paciente.

Fármacos	Modificación de dosis (% dosis normal) según filtración glomerular (mL/min/1,73 m^2)		
	> 50	10-50	< 10
Antihipertensivos			
Captoprilo, enalaprilo	100 %	75 %	50 %
Fosinoprilo	100 %	100 %	75-100 %
Lisinoprilo, ramiprilo	100 %	50-75 %	25-50 %
Quinaprilo	100 %	75-100 %	75 %
Atenolol, nadolol, labetalol	100 %	50 %	25 %
Bisoprolol	100 %	75 %	50 %
Furosemida, torasemida	100 %	100 %	100 %
Espironolactona	Cada 6-12 horas	Cada 12-24 horas	Evitar
Tiazidas, triamtereno	100 %	100 %	Evitar
Antagonistas angiotensina	100 %	100 %	100 %
Analgésicos			
Sulindac	100 %	100 %	50 %
Ibuprofeno, diclofenaco…	100 %	100 %	100 %
Aspirina	100 %	100 %	Evitar
Paracetamol	100 %	100 % (cada 6 horas)	100 % (cada 8 horas)
Codeína, morfina	100 %	75 %	50 %
Tramadol	Cada 4-6 horas	Cada 12 horas	Cada 12 horas
Fentanilo parches	100 %	100 %	100 %
Hipolipemiantes (estatinas)			
Atorvastatina	100 %	100 %	100 %
Fluvastatina	100 %	(< 30 mL/min) 50 %	50 %
Simvastatina	100 %	100 %	Dosis inicial 5 mg
Pravastatina	100 %	Dosis inicial 10 mg	
Hipoglicemiantes			
Metformina, glibenclamida	100 %	Evitar	Evitar
Glipicida	100 %	100 %	100 %
Insulina	100 %	75 %	50 %

Continúa en pág. siguiente

Viene de pág. anterior

Fármacos	Modificación de dosis (% dosis normal) según filtración glomerular (mL/min/1,73 m^2)		
	> 50	10-50	< 10
Antimicrobianos			
Amoxicilina, ampicilina	Cada 6-8 horas	Cada 8-12 horas	Cada 12-24 horas
Penicilina G	100 %	75%	25-50 %
Cloxacilina	100 %	100%	100 %
Cefalexina, cefuroxima	Cada 6 horas	Cada 6-12 horas	Cada 12-24 horas
Ceftriaxona	100 %	100%	100 %
Ciprofloxacino	Cada 12 horas	Cada 12-24 horas	Cada 24 horas
Moxifloxacino	100 %	100 %	100 %
Clindamicina	100 %	100 %	100 %
Eritromicina, azitromicina	100 %	100 %	100 %
Claritromicina	100 %	50-100 %	50 %
Cotrimoxazol	Cada 12 horas	Cada 12-18 horas	Cada 24 horas
Aciclovir	100 %	Cada 12-24 horas	50% cada 12-24 horas
Fluconazol	100 %	50 %	25-50 %
Otros			
Ranitidina, alopurinol	75 %	50 %	25 %
Metoclopramida	100 %	75 %	50 %
Digoxina (control niveles)	Cada 24 horas	Cada 36 horas	Cada 48 horas
Fármacos que no requieren modificación de dosis			
Inhibidores de la bomba de protones (omeprazol, lansoprazol…) Corticoides Acenocumarol			

Tabla 2. Modificaciones de dosis recomendadas en función del grado de filtración glomerular.[8,11-14]

BIBLIOGRAFÍA

1. Nolin TD, Himmelfarb J, Matzke GR. Drug-Induced kidney disease. En Di Piro J T, Talbert RL, Yee GC, Matzke GR, Wells BG, Posey LM. Pharmacotherapy. A pathophysiologic approach. USA: Mc-Graw-Hill 2005; 6: 871-90.

2. Pannu N, Nadim MK. An overview of drug-induced acute kidney injury. Crit Care Med 2008; 36(4 supl): S216-23.
3. Naughton CA. Drug-induced nephrotoxicity. Am Fam Physician 2008; 78(6): 743-50.

4. Schnuelle P, Van Der Woude FJ. Analgesics and renal disease in the postphenacetin era. Am J Kidney Dis 2003; 42(2): 385-87.

5. Brar SS, Shen AY, Jorgensen MB *et al.* Sodium bicarbonate *versus* sodium chloride in preventing contrast medium-induced nephropathy. JAMA. 2008; 300(9): 1038-46.

6. Brincat S, Hilton R. Prevention of acute kidney injury. Br J Hosp Med 2008; 69(8): 450-54.

7. Taber SS, Pasko DA. The epidemiology of drug-induced disorders: the kidney. Expert Opin Drug Saf 2008; 7(6): 679-90.

8. Frye RF, Matzke GR. Drug therapy individualization for patients with renal insufficiency. En Di Piro J T, Talbert RL, Yee GC, Matzke GR, Wells BG, Posey LM. Pharmacotheray. A Pathophysiologic Approach. USA: McGraw-Hill 2005; 6: 919-35.

9. Gabardi S, Abramson S. Drug dosing in chronic kidney disease. Med Clin North Am 2005; 89(3): 649-87.

10. Nolin TD. Altered non renal drug clearance in ESRD. Curr Op Nephrol Hypertens 2008; 17: 555-59.

11. Munar MY, Singh H. Drug dosing adjustments in patients with chronic kidney disease. Am Fam Physician 2007; 75: 1487-496.

12. Consejo General de Colegios de Farmacéuticos. Portalfarma (versión electrónica). Disponible en: http://pfarmals.portalfarma.com/filtroBusqueda.asp. Acceso: marzo 2009, actualizado 2009.

13. Micromedex® healthcare series, (electronic version). Thomson Micromedex, Greenwood Village, Colorado, USA. Disponible en: http://www.thomsonhc.com/home/dispatch. Acceso: marzo 2009, actualizado 2009.

14. Bourquin V, Petignat PA, Besson M *et al.* Analgésie et insuffisance rénale. Rev Med Suisse 2008; 4: 2218-223.

Capítulo 12
Afectación renal en la insuficiencia cardíaca

Dr. J. Portolés Pérez

1 Introducción

En el presente capítulo vamos a abordar, desde un punto de vista prácti-co, la relación entre la enfermedad renal crónica (ERC) y la enfermedad cardiovascular (CV), en especial la insuficiencia cardíaca (IC). Pretende-mos establecer unas pautas básicas de manejo diagnóstico terapéutico de estos pacientes y revisar, brevemente, las evidencias más actuales que soportan las recomendaciones de tratamiento de la IC en pacientes con ERC. Para ello, nos apoyaremos además en guías clínicas y documentos de consenso recientemente publicados, de forma conjunta, por sociedades científicas implicadas en el manejo de estos pacientes, muchas de ellas accesibles *on line* en http://www.senefro.org.

2 ¿Por qué estudiar la función renal en pacientes cardiópatas?

2.1 *La ERC es frecuente en pacientes cardiópatas*

Entre un 30 y un 50 % de los pacientes con IC padecen ERC estadios 3-5, como queda patente en grandes estudios de IC como son el *SOLVD*, el *CONSENSUS*, el *PRIME* o el *PRAISE*.[1,2] El interés por la relación entre ERC y daño CV ha promovido que se hagan reanálisis posteriores de estos grandes estudios clínicos para establecer el valor pronóstico de la ERC. El daño renal, considerado como filtrado glomerular estimado (FG) < 60ml/min o microalbuminuria, es también un factor de riesgo para desa-rrollar episodios coronarios agudos tras angioplastia, by pass o trombólisis. Por todo ello, el daño renal se considera un factor de riesgo CV inde-pendiente desde el último consenso del Joint National Comitee.[3] En un estudio de la SEN en fase de publicación, se identifica que hasta el 38 % de los pacientes que ingresan en cardiología tiene ERC 3-5. En el estudio conjunto entre nefrología y atención primaria *EROCAP*, el 21,3 % de los pacientes que acudían a consulta por cualquier motivo presentaban una ERC 3-5. En muchos de estos casos la ERC pasa desapercibida.

A la inversa, la IC condiciona deterioro de función renal. Por ejemplo, en el estudio *SOLVD* realizado en una cohorte de pacientes con IC, los factores asociados a deterioro de función renal fueron los propios de la IC: fracción de eyección baja e hipotensión; además de los esperables como edad, ERC previa y diabetes mellitus.[2]

2.2   *Ambas enfermedades están relacionadas*

La relación entre enfermedad CV y ERC está sólidamente fundamentada en evidencias clínicas, epidemiológicas y fisiopatológicas. En una revisión reciente, el riesgo CV desciende por debajo de un punto de corte situado en 60 ml/min según se ha demostrado en al menos veinte de veintisiete estudios que reúnen un total de 552.258 pacientes.[4] Desde otro punto de vista, la enfermedad CV es la primera causa de muerte en pacientes en diálisis (45 % según nuestro registro) y el riesgo de muerte por evento CV es de diez a veinte veces superior en ERC que en aquéllos sin ERC.[5,6] De hecho, los pacientes seguidos en consultas de nefrología con ERC 4-5 tienen una mayor probabilidad de morir que de progresar a diálisis.[7] Keith encuentra en un seguimiento a cinco años que los pacientes con ERC 4 presentan una mortalidad del 45,7 % frente a una entrada en diálisis del 20 %.[7] Las expectativas para aquellos que, finalmente, alcanzan la diálisis no son mejores y presentan una severa afectación CV con un 75 % de HVI, un 40 % de enfermedad coronaria y hasta un 50 % de ellos sufrirán un infarto de miocardio en los dos primeros años en HD.[6]

2.3   *ERC es un factor de riesgo y su manejo adecuado puede mejorar el pronóstico*

La ERC y el daño CV potencian sus efectos negativos y cada uno de ellos actúa como factor de mal pronóstico sobre la otra enfermedad. Estudios recientes en España han demostrado que los pacientes con IC que asocian ERC en estadio 3 o superior (CCr < 60 ml/min) presentan mayor riesgo de mortalidad que los que no la padecen.[4] Esto se cumple tanto para IC con disfunción sistólica como con función conservada. Estos datos de estudios observacionales se confirman en estudios epidemiológicos extensos, como el del MEDICARE-USA sobre más de un millón de pacientes. El riesgo de muerte a dos años se incrementaba con la presencia de IC (RR de 2,86), de ERC (RR de 2,05) y aún más con la asociación de ambos (RR 4,66). Si, además, se asociaba anemia el riesgo aumentaba hasta 6,07.[8]

En un estudio publicado en 2008, la mortalidad en pacientes ingresados por IC se incrementa por la presencia de ERC, tanto durante el ingreso (RR 2,31) como en el seguimiento a largo plazo (al año RR 1,51). Más aún, se identifica la ERC no reconocida por el médico responsable como un filtrado glomerular estimado (eFG) disminuido con cifras de Cr sérica «cuasi» normal. En estos pacientes el riesgo sigue siendo más elevado tanto durante el ingreso (RR 2,4) como al año (RR 1,22).[9]

Ya vimos antes la alta tasa de ERC no detectada en pacientes cardiópatas. La identificación de estos pacientes y el conocimiento de su función renal es fundamental para:

- Evitar el uso de nefrotóxicos y adecuar la dosificación a la FR.
- Iniciar planes de nefroprotección (similares a cardioprotección).
- Tratar las consecuencias de la ERC precozmente (anemia, enfermedad mineral ósea, hipertensión, etcétera).
- En suma, tratar mejor a nuestros pacientes.

En resumen, debe estudiarse la posible ERC por su prevalencia, por su implicación pronóstica y porque un adecuado manejo de la misma mejora el pronóstico.

3 ¿Cómo estudiar y clasificar la ERC en pacientes cardiópatas?

Debemos comenzar recordando la definición de la ERC. Recientemente, la National Kidney Foundation estableció cinco estadios de ERC basándose en el descenso del eFG y la presencia o no de proteinuria, mantenidos durante al menos tres meses.[10] Esta clasificación ha sido aceptada por la mayoría de los países y se cita, prácticamente, en todas las guías clínicas. Sin embargo, aún no hay unanimidad sobre cuál de las fórmulas disponibles es la más apropiada para la estimación del FG. Las dos más utilizadas son las de Cocroft-Gault y la obtenida del estudio norteamericano Modified Diet Renal Diseasse Study: MDRD-4.

Descripción NKF (2002)	Estadio	eFG	Descripción KDIGO (2008)
Daño renal con eFG Normal o elevado (albuminuria, proteinuria)	1	> 90 ml/min	Riesgo aumentado de ERC
Daño renal ↓ leve de eFG	2	60-89	
↓ Moderado eFG (considera sólo un estadio 3 sin subdivisión)	3a	45-59	↓ Leve eFG
	3 b	30-44	↓ Moderado eFG
↓ Severo de eFG	4	15-29	↓ Severo de eFG
Fallo renal, uremia, ERC terminal	5	< 15 o diálisis	Fallo renal, uremia, ERCT

Tabla 1. *Estadios de enfermedad renal crónica (ERC) según criterios de clasificación propuestos, inicialmente, por la National Kidney Foundation (NKF), revisados por la Kidney Disease Improvement of Global Outcome (KDIGO). eFG: filtrado glomerular estimado.*

Esta última ha sido la seleccionada por el consenso entre la SEN y la SEQAC.[11,12] Varias direcciones de Internet permiten descargar programas de cálculo para estimar el FG (http://www.senefro.org). Estas fórmulas no son útiles en casos extremos, por ejemplo en pacientes muy obesos o desnutridos, mayores de ochenta años o niños ni, tampoco, en el curso de un fracaso renal agudo. Sin embargo, constituyen una excelente aproximación en la mayoría de pacientes con una situación estable (véase la tabla 1).[12,13]

No podemos olvidar que existe una reducción fisiológica del FG con la edad del paciente. Clásicamente, se admite que a partir de los cuarenta años hay una disminución de 1 ml/min por año trascurrido. Por ello, las guías de la SEN recomiendan considerar la edad del paciente, la presencia de proteinuria y sobre todo la progresión del deterioro en los estadios 1-3 para decidir el manejo adecuado de la situación.[11,12]

Recientemente, la iniciativa K/DIGO ha reunido a expertos de las guías clínicas de Europa, USA, Iberoamérica y Australia para buscar un consenso. Siguiendo sus recomendaciones, se considera ERC la presencia de un FG estimado inferior a 60 ml/min (estadio 3 o superior) mantenido durante más de tres meses, mientras que los niveles 1 y 2 se consideran situaciones de riesgo.[13]

La prevalencia de ERC en pacientes cardiópatas es, frecuentemente, infraestimada al usar la Cr sérica como índice de la función renal. Este valor varía mucho en función del sexo, edad, masa muscular o nutrición. Valores de creatinina sérica próximos a la normalidad pueden esconder pacientes con ERC.[13] Por este motivo se ha acuñado hace poco tiempo el término de ERC oculta, para identificar pacientes con ERC no detectada.[14] En este sentido, la Sociedad Española de Nefrología (SEN) emprendió en 2004 una acción estratégica que incluye estudios epidemiológicos en grupos de riesgo, reuniones conjuntas con sociedades científicas de atención primaria, cardiología, endocrinología, laboratorio y medicina interna que intentan sacar a la luz la ERC que se estima en un 7 % de la población general.[15]

En resumen, con un simple valor de creatinina sérica y una muestra aislada de orina para cociente albúmina/creatinina puede empezar a definirse el grado de afectación renal. Si el daño persiste durante tres meses podremos considerarlo ERC.

4   ¿Cómo manejar la IC en presencia de ERC?

La mayoría de estudios sobre riesgo CV y sobre IC excluyen pacientes con ERC 4-5, privándonos de evidencia sólida en muchos aspectos del tratamiento. Las recomendaciones se basan, con frecuencia, en la extrapolación de datos de estudios con función normal o ERC leve.[15] Para manejar la IC en ERC disponemos de los siguientes tratamientos:

- *IECAs y ARA II.* Pieza clave del tratamiento de la IC con disfunción sistólica que, además, puede frenar la progresión de la ERC, especialmente, en diabéticos. Pero por otro lado, puede deteriorar el filtrado glomerular de forma crítica en fases avanzadas de ERC. El estudio *ELITE* compara el captopril y el losartan en pacientes ancianos con IC y entre un 25 y un 30 % de los pacientes de ambos grupos deterioraron la función renal (aumento de Cr superior a 0,3 mg/l). El programa *CHARM*[16] ha demostrado una mejoría pronóstica de la mortalidad en IC, aunque en este estudio se incluyen sólo pacientes con deterioro moderado de función renal. En el estudio *CONSENSUS* los pacientes con IC y con creatinina sérica entre 2 y 3,4 mg/dl mejoran su pronóstico tras la introducción de IECA.[1] Un 30 % sufre un discreto deterioro de su función renal, que se recupera si se suspende el tratamiento. Resulta interesante que los que deterioran FR son los que más se benefician de su uso a nivel cardíaco y suspenderlo asocia mayor mortalidad por esta causa.[1] En el tratamiento de la insuficiencia cardíaca, los IECA son de primera elección respecto a los ARA II, que se deberían utilizar sólo en caso de intolerancia o si el paciente está tratado con ARA II por otro motivo. Los ARA II aceptados para el tratamiento de la IC serían el losartan *(ELITE, ELITE II)*, el valsartan *(ValHeFT* en IC, *Valiant* en IC postIAM) y el candesartan *(CHARM* en IC).[17]

Se debe empezar el bloqueo del eje renina-angiotensina con dosis bajas e ir aumentando hasta alcanzar la máxima tolerada, controlando la función renal a las dos semanas de su introducción o tras cada aumento de dosis. Se debe mantener una buena hidratación y evitar el uso de AINEs, así como revisar el contenido en potasio de las dietas. Debemos mantener el bloqueo siempre que el deterioro de la función renal no sea importante (< 15 %) o persistente y que no exista hiperkaliemia severa resistente a restricción dietética (véase la tabla 2). Las guías más recientes para el manejo de la IC reconocen que no existe un límite de FG para desaconsejar el uso de IECA/ARA II, pero recomiendan extremar las precauciones en ERC 3b-5.[18] El bloqueo dual del eje renina-angiotensina con el uso combinado de dosis menores de ambos fármacos resulta prometedor en el control de la progresión de la ERC, pero no puede recomendarse de forma sistemática, ya que existen datos contradictorios en el *ONTARGET, CHARM* y el *ValHeFT*. La tabla 2 resume las indicaciones de manejo del bloqueo del eje renina- angiotensina-aldosterona en pacientes con ERC añadida.[18]

– *Diuréticos.* En fases avanzadas de ERC sólo los diuréticos de asa tienen suficiente potencia. Debe recordarse que existe un umbral diurético que debe superarse alcanzando la dosis efectiva en el tratamiento de la IC. Si aparece una resistencia, debemos descartar el incumplimiento y el exceso de sal en la dieta. Las tiazidas a dosis bajas consiguen sinergia diurética. La bumetanida o torasemida podrían tener mayor biodisponibilidad en situaciones de IC y problemas de absorción por edema intestinal. En situaciones agudas de IC grado 4 se recomienda la vía IV, aunque este manejo es, generalmente, hospitalario.

El uso de espironolactona y eplerenona ha demostrado beneficios en pacientes con IAM e IC con fracción de eyección < 40 % sin ERC avanzada. Debe usarse siempre con estricto control de eFG y K⁺.

Indicación IECA/ARA II: tratamiento de IC. Tratamiento HTA en diabéticos y nefropatías proteinúricas.
- Efectos secundarios: descenso FG, hiper K, hipo TA, tos. Contraindicado en gestantes
- Se favorece FRA: depleción volumen, hipotensión, EAR
- Se favorece la hiperkaliemia por: ausencia de dieta, acidosis metabólica, fármacos: betabloqueantes, AINEs, diuréticos ahorradores de potasio…
- Monitorización: en 2 semanas tras cada ↑ dosis, cada 6 meses una vez estable Si: TAS < 15 mmHg, caída de FG > 15 % o ↑ K leve (< 5,5 m Eq/l) → reducir dosis…
- Valorar supender o usar una vigilancia extrema si: EAR bilateral, K > 5,5 m Eq/l pese a dieta y tratamiento, caída de FG > 30 % en 4 meses sin otra causa

Indicación de espironolactona:
- Uso cuidadoso en IC clases III-IV hasta ERC 4
- Utilizar dosis de 25 mg cada 48 horas si es preciso
- Vigilar el K sérico y FR: dieta y resin-calcio (quelante) si es preciso
- Evitar el uso de AINEs

Tabla 2. Elementos más relevantes del manejo del bloqueo del eje renina-angiotensina-aldosterona en pacientes con ERC 3-5.
IC: insuficiencia cardíaca; FRA: fracaso renal agudo; ERC: enfermedad renal crónica; EAR: estenosis de la arteria renal.

El uso de espironolactona demostró una reducción de la mortalidad y una recaída de la IC en más de 10 puntos dentro del marco del ensayo clínico RALES.[19] Sin embargo, su traslado al uso rutinario, sin el adecuado control ni titulación de dosis, incrementó las complicaciones en forma de hiperkaliemia y fracaso renal agudo.[20] Éste es un ejemplo de las precauciones que debemos tener en el bloqueo del eje SRAA (véase la tabla 2).

- *Antagonistas de la vasopresina.* Actúan sobre los receptores V 2 del túbulo contorneado distal y del colector. Su efecto sobre las aquaporinas permite un efecto de eliminación de agua libre, muy interesante en el manejo de la IC. Sin embargo, aún se hallan en fase de desarrollo.[18]
- *Betabloqueantes.* Se encuadran en el arsenal terapéutico clásico para la IC. Sin embargo, su uso real por los nefrólogos es escaso en el entorno de la ERC y, especialmente, de la diabetes mellitus.[8] Debería potenciarse siempre que no esté contraindicado.

- *Utilización de técnicas de diálisis.* La IC refractaria al tratamiento en el seno de ERC (aún en grado 3) puede ser subsidiaria de técnicas de ultrafiltración. Los cardiólogos han comenzado a utilizar la ultrafiltración semanal venovenosa por vía periférica con buenos resultados.[21] La diálisis peritoneal puede ser un tratamiento alternativo para mantener el equilibrio hemodinámico adecuado. Es frecuente el inicio de la diálisis en pacientes con IC refractaria que aún mantienen ERC grado 4 e incluso grado 3 por este motivo.[18] Su prescripción y manejo se aleja del marco de aplicación de este capítulo.
- *Manejo de anemia.* Esta afección es frecuente en pacientes con IC. Estudios como el SOLVD, el ValHeFT, el Euro-Heart Survey y los trabajos de Ezekowitz o Horowitz lo constatan.[22] En una revisión reciente, de veintinueve grandes investigaciones en IC, veintiocho establecen el papel pronóstico de la anemia.[23]

Las causas de la aparición de anemia asociada a IC son múltiples. En primer lugar, el descenso de eritopoyesis por la reducción de niveles de EPO asociada a la ERC o la utilización de IECAs que inhiben la producción de EPO y disminuyen su actividad sobre la médula ósea. Por otro lado, se asocia ferropenia con frecuencia como consecuencia de un déficit de ingesta, malabsorción por edema de pared en tubo digestivo o pérdidas de sangre asociadas al uso de antiagregantes o anticoagulantes. También, el estado inflamatorio propio de los pacientes con insuficiencia cardíaca asocia producción de citocinas que bloquean la utilización del hierro, la producción de EPO y aumentan la resistencia a la misma. Por último, la sobrehidratación favorece la hemodilución y la reducción del hematocrito.[23]

La importancia de la anemia deriva de su valor pronóstico y del hecho de ser un factor de riesgo modificable. El estudio CHARM sobre 2.653 pacientes con insuficiencia cardíaca y un seguimiento de sesenta meses, encuentra anemia en el 25 % de los casos.[24] La tasa de mortalidad CV se estimó en 97,8 por mil pacientes-año en los anémicos, frente a 55,3 en los no anémicos; asimismo, las tasas de hospitalización también fueron más elevadas en los pacientes anémicos.[25]

Un estudio español sobre 552 pacientes hospitalizados con fallo cardíaco con o sin disfunción sistólica demuestra que la Hb al alta es un factor de riesgo independiente para la mortalidad a tres años.[25] Estos datos han servido de base para desarrollar estudios de intervención.[26]

Un metanálisis que se va a publicar en 2009 nos permite revisar los siete estudios sobre corrección de la anemia con EPO y hierro en pacientes con IC crónica. Este tratamiento marca una tendencia no significativa a la reducción de mortalidad global (RR 0,69) y asocia una reducción de tasa de hospitalización (RR 0,59). Todo ello sin un aumento significativo de las complicaciones vasculares como trombosis venosa profunda o embolismo pulmonar.[26]

Las guías europeas de IC sólo recomiendan la valoración de la anemia y de la función renal como factores de riesgo, pero no aportan recomendaciones sobre el tratamiento de la anemia.

— *Otros elementos.* Se debe evitar el uso de nefrotóxicos, especialmente AINEs. Es fundamental estimar el FG de los pacientes cardiópatas para ajustar las dosis de determinados fármacos y favorecer la nefroprotección.[11]

El manejo integral de la IC en ERC se basa en la individualización de tratamiento, el seguimiento próximo y la integración entre niveles asistenciales: atención especializada (nefrólogos-cardiólogos) y primaria, algo que nuestro actual sistema sanitario no nos facilita.

BIBLIOGRAFÍA

1. Ljungman S, Kjekshus J, Swedberg K. Renal function in severe congestive heart failure during treatment with enalapril (The cooperative North Scandinavian enalapril survival study trial). Am J Cardiol 1992; 70: 479-87.

2. The SOLVD Investigators. Effect of enalapril on survival in patients with reduced left ventricular ejection fractions and congestive heart failure. N Engl J Med 1992; 325: 293-302.

3. Chobanian AV, Bakris GL, Black HR *et al.* The seventh report of the joint national committee on prevention, detection, evaluation, and treatment of high blood pressure: the JNC 7 report JAMA 2003; 289: 2560-573.

4. Vanholder R, Massy Z, Argiles A *et al.* Chronic kidney disease as cause of cardio-vascular morbidity and mortality Nephrol Dial Transplant 2005; 20: 1048-056.

5. Amenábar JJ, García López F, Robles NR *et al.* Informe de diálisis y trasplante de la Sociedad Española de Nefrología y Registros Autonómicos, año 2000 Nefrología 2002; 22: 310-17.

6. USRDS: the United States renal data system. USRDS 2003 Annual Data Report. Am J Kidney Dis 2003; 42(S5): 1-230.

7. Keith DS, Nichols GA, Guillon CM *et al.* Longitudinal follow-uo and outcomes among a population with CKD in a large managed care organization. l. Arch Intern Med 2004; 164: 659-63.

8. Go AS, Chertow GM, Fan D *et al.* Chronic kidney disease and the risks of death, cardiovascular events and hospitalization. N Engl J Med 2004; 351: 1296-305.

9. Amsalem Y, Garty M, Schwartz R *et al.* Prevalence and significance of unrecognized renal insufficiency in patient with heart failure. Eur Heart Journal 2008; 29: 1029-036.

10. K/DOQI clinical practice guidelines for chronic kidney disease: evaluation, classification, and stratification. Am J Kidney Dis 2002; 39(s2): 1-246.

11. Cockcroft DW, Gault MH. Prediction of creatinine clearance from serum-creatinine. Nephron 1976; 16: 31-41.

12. Levey AS, Greene T, Kusek JW *et al.* A simplified equation to predict glomerular filtration rate from serum creatinine. J Am Soc Nephrol 2000; 11: 155-58.

13. Levey AS, Eckardt KW, Tsukamoto Y *et al.* Definition and classification of CKD: a position statement from kidney disease: improving global outcomes (K/Digo) K Int 2005; 67: 2089-100.

14. Gracia S, Montañés R, Bover J *et al.* Documento de consenso: recomendaciones sobre la utilización de ecuaciones para la estimación del filtrado glomerular en adultos. Nefrología 2006; 26: 658-65.

15. Marín R, Goicoechea M, Gorostidi M. GUIAS SEN: riñón y enfermedad cardiovascular. Nefrología 2004; 24(s6): 1-126.

16. Pfeffer MA, Swedberg K, Granger CB *et al.* for the CHARM investigators and committees. Effects of candesartan on mortality and morbidity in patients with chronic heart failure: the CHARM-Overall programme. Lancet 2003; 362: 759-66.

17. Portolés J, Cuevas X. Cardiorrenal syndrome. Nefrología 2008; 28(s3) 29-32.

18. Task Force for diagnosis and treatment of acute and chronic heart failure: ESC Guidelines for the diagnosis and treatment of acute and chronci heart failure 2008. Eur Heart Journal 2008; 29: 2388-442.

19. Pitt B, Zannad F, Remme WJ *et al.* The effect of spironolactone on morbidity and mortality in patients with severe heart failure. N Engl J Med 1999; 341: 709-17.

20. Juurlink DN, Mamdani MM, Lee DS *et al.* Rates of hyperkaliemia after publication of the Randomized Aldactone Evaluation Study. NEJM 2004; 351: 543-51.

21. Constanzo MR, Guglin ME, Salzberg MT *et al.* Ultrafiltration *versus* intravenous diuretics for patients hospitalized for acute decompensated heart failure. J Am Coll Cardiol 2007; 49: 675-83.

22. McCullough PA, Lepor NE. The deadly triangle of anaemia, renal insufficiency, and cardiovascular disease: implications for prognosis and treatment. Rev Cardiovasc Med 2005; 6: 1-10.

23. Tang Y, Katz S. Anaemia chronic heart failure: prevalence, etiology, clinical correlates and treatment options. Circulation 2006; 113: 2454-461.

24. O´meara E, Clayton T, McEntegart MB *et al.* Clinical correlates consequences of anaemia in a broad spectrum of patients with heart failure: Results of the CHARM Program. Circulation 2006; 113: 986-94.

25. Grigorian-Shamagian L, Varela-Román A, Pedreira-Pérez M *et al.* La insuficiencia renal es un predictor independiente de la mortalidad en pacientes hospitalizados por insuficiencia cardíaca y se asocia con un peor perfil de riesgo cardiovascular. Rev Esp Cardiol 2006; 59: 99-108.

26. Van der Meer P, Groenveld H, Januzzi JL *et al.* Erythropoietin treatment in patients with chronic heart failure: a meta-analisis. Heart 2009 access on line feb 2009.

Capítulo 13
Afectación renal en la hepatopatía crónica

Dra. C. Baliellas Comellas, Dra. T. Casanovas Taltavull

1   Introducción

La enfermedad renal es frecuente en los pacientes con cirrosis hepática. Los riñones tienen un papel importante en la patogénesis de muchas de las complicaciones de la cirrosis y, además, los riñones del paciente cirrótico son muy vulnerables y fácilmente desarrollan insuficiencia renal ante noxas variadas. En la tabla 1 aparecen los tipos de insuficiencia renal más habituales en los pacientes con hepatopatía crónica y que serán las patologías que desarrollaremos en el presente capítulo.

2   Insuficiencia renal funcional. Síndrome hepatorrenal[1]

En la historia natural de la cirrosis hepática hay un momento en que aparece vasodilatación arteriolar de la zona esplácnica, la cual provoca una disminución del volumen sanguíneo circulante. Ello pone en marcha una serie de mecanismos vasoconstrictores compensatorios. Por una parte, se activa el sistema venoso simpático para aumentar las resistencias periféricas e intentar mantener la presión arterial dentro de la normalidad. Por otra, se ac-

---

- Insuficiencia renal funcional / síndrome hepatorrenal
- Enfermedades renales intrínsecas:
    Glomerulonefritis por VHB
    Glomerulonefritis por VHC
    Glomerulonefritis por IgA
- Insuficiencia renal prerrenal / necrosis tubular aguda
- Acidosis tubular renal
- Toxicidad renal por fármacos

Tabla 1. Tipos de insuficiencia renal en los pacientes con hepatopatía crónica.

tiva el sistema renina-angiotensina-aldosterona que en el túbulo renal provoca reabsorción del agua y del sodio. Puede llegar un momento en que el aumento de la reabsorción tubular de sodio produzca una incapacidad para equilibrar la cantidad del sodio excretado por los riñones con la cantidad del mismo que es ingerido en la dieta. La consecuencia clínica de esta disfunción renal es el aumento del volumen extracelular que provoca la acumulación de líquido en la cavidad peritoneal (ascitis), en la cavidad pleural o en el tejido intersticial (edemas, anasarca). Si la enfermedad progresa, se produce una vasoconstricción renal que reduce el flujo plasmático renal así como el filtrado glomerular conservando la función tubular. Finalmente, aparece insuficiencia renal funcional, cuyo máximo exponente es el síndrome hepatorrenal. Cabe destacar que aunque estos pacientes, con frecuencia, presentan hipotensión arterial, en realidad no tienen hipovolemia sino aumento del volumen plasmático por los mecanismos compensatorios mencionados; además, el problema radica en que existe un desajuste entre el continente (árbol arterial vasodilatado) y el contenido (que en realidad está aumentado, aunque no lo suficiente).

Toda esta alteración se produce en ausencia de lesiones histológicas renales, como lo demuestra el hecho de que la disfunción desaparece si se corrige la enfermedad hepática, por ejemplo con la realización de un trasplante hepático.

2.1 Diagnóstico de la insuficiencia renal funcional y del síndrome hepatorrenal

El diagnóstico de la insuficiencia renal funcional del cirrótico se realiza en el contexto de un paciente con cirrosis hepática e hipertensión portal que habitualmente presenta ascitis con o sin hiponatremia. Clínicamente, existe oliguria y la insuficiencia renal es leve o moderada. Dado que hay una importante activación del sistema renina-angiotensina-aldosterona con hiperaldosteronismo, que es el que provoca la reabsorción de sodio a nivel tubular, el sodio en orina será bajo (muchas veces por debajo de 10 mEq/d) con aumento de la osmolaridad urinaria.

Para el diagnóstico del síndrome hepatorrenal, existen unos criterios perfectamente establecidos que se basan en demostrar que hay una reducción marcada del filtrado glomerular y en la exclusión de otros tipos de insuficiencia renal.[2] La función tubular en general está indemne, por lo que la osmolaridad orina/plasma será > 1.

2.2   Tratamiento de la insuficiencia renal funcional y del síndrome hepatorrenal

El tratamiento es complicado, ya que el problema de base es la enfermedad hepática que presenta el paciente. Para el síndrome hepatorrenal rápidamente evolutivo (tipo I) que puede llevar a insuficiencia renal terminal, el tratamiento se basa en la administración de vasoconstrictores del territorio esplácnico (por ejemplo, terlipresina) asociados a albúmina, generalmente como puente para plantear un trasplante hepático.[3]

3   Enfermedades renales intrínsecas (glomerulonefritis)

Las alteraciones intrínsecas renales suelen aparecer en relación con diferentes etiologías que provocan hepatopatía como son la infección por el virus de la hepatitis B (VHB), de la hepatitis C (VHC) y la enfermedad hepática enólica. Todas ellas inducen lesiones glomerulares por depósitos de inmunocomplejos circulantes que pueden provocar una insuficiencia renal terminal, aunque generalmente la alteración es moderada y en algunos casos la función renal puede ser normal.

3.1   Glomerulonefritis asociada al VHB

Esta afección es más frecuente en niños y suele ser glomerulonefritis membranosa, aunque también se han descrito otros tipos histológicos.[4] Habitualmente, la afectación hepática es mínima o moderada y su severidad no se correlaciona con la severidad de la lesión renal o con el nivel de replicación viral.

En el 30-60 % de los niños, la glomerulonefritis membranosa por VHB remite espontáneamente.[4] En la población adulta, el 30 % progresa a insuficiencia renal avanzada y el 10 % precisan diálisis.[5]

3.1.1   Diagnóstico de la glomerulonefritis por VHB

Se realiza en el contexto de un paciente portador del VHB y con replicación viral activa, que presenta proteinuria y hematuria asociadas o no a insuficiencia renal. Para filiar totalmente la patología puede estar indicada la realización de una biopsia renal.

3.1.2   Tratamiento de la glomerulonefritis por VHB

Al contrario de lo que después veremos con el VHC, en la glomerulonefritis por VHB los esteroides suelen ser inefectivos y pueden aumentar la replicación del VHB. El mejor tratamiento es inactivar al VHB
y se han descrito remisiones tanto con interferón como con los análogos de los nucleósidos (por ejemplo, lamivudina) si se consigue eliminar su replicación.[6] Si se utilizan análogos de los nucleósidos y existe insuficiencia renal, deben ajustarse las dosis del fármaco al filtrado
glomerular.

3.2   Glomerulonefritis asociada al VHC

La infección por VHC puede asociarse a enfermedad renal.[7] Estas lesiones pueden ocurrir en pacientes con hepatitis VHC de poca actividad y
en pacientes que ya presenten una cirrosis hepática establecida. La lesión
renal más frecuente es la glomerulonefritis membranoproliferativa generalmente en el contexto de una crioglubulinemia mixta tipo II.[8] Ésta es
una enfermedad sistémica caracterizada por la presencia de síntomas y
signos de vasculitis sistémica: púrpura palpable, disminución del complemento, fenómeno de Raynaud, polineuropatía y enfermedad renal.
Las manifestaciones renales consisten en: hematuria, proteinuria e insuficiencia renal. En estos enfermos puede demostrarse, en sangre y en el
crioprecipitado, la presencia del RNA del VHC. El VHC también se asocia a glomerulonefritis membranosa y a glomerulonefritis membranoproliferativa no asociada a crioglobulinemia.

Ante un paciente con insuficiencia renal y proteinuria sin enfermedad subyacente que las justifique, siempre debe investigarse la presencia
del VHC.

3.2.1   Diagnóstico de la glomerulonefritis asociada al VHC

El diagnóstico se realizará mediante el estudio de la orina, en la que de-
mostraremos la presencia de proteinuria y hematuria. También deberá
investigarse la presencia de crioglobulinas en sangre para saber si se trata
de una crioglobulinemia mixta. En algunos pacientes deberá valorarse la
necesidad de practicar una biopsia renal.

3.2.2   Tratamiento de la glomerulonefritis asociada al VHC

El mejor tratamiento es eliminar el VHC con interferón pegilado asociado a ribavirina. Si el paciente presenta clínica sistémica de vasculitis por la existencia de una crioglobulinemia mixta puede beneficiarse del tratamiento con esteroides, plasmaféresis, inmunosupresores o anticuerpos monoclonales como el rituximab.[7-9]

3.3   Glomerulonefritis por IgA

El aclaramiento hepático de inmunocomplejos circulantes está deteriorado en la cirrosis hepática, por lo que pueden depositarse en el riñón provocando alteración glomerular. Estas alteraciones son muy frecuentes desde el punto de vista histológico, pero raramente se traducen por disfunción clínica.[10] En una minoría de pacientes existen cambios proliferativos con engrosamiento de la membrana basal y se depositan inmunoglobulinas IgA; ello induce alteraciones suficientemente importantes como para provocar insuficiencia renal y cambios en el sedimento urinario.[11]

Diversas etiologías se asocian a la glomerulonefritis por IgA, clínicamente significativa (VHB, VHC, déficit de alfa-1-antitripsina, criptogenética…), pero la más frecuente de ellas es la cirrosis de etiología enólica.

3.3.1   Diagnóstico de la glomerulonefritis por IgA

Paciente con o sin insuficiencia renal que en el sedimento urinario presenta hematuria y proteinuria a veces de rango nefrótico. Suele existir elevación de IgA en sangre periférica.

3.3.2   Tratamiento de la glomerulonefritis por IgA

El tratamiento se basa en tratar la etiología de la cirrosis hepática si ello es posible (infección viral). También se han reportado casos de mejoría de la función renal, proteinuria y hematuria al mejorar la hipertensión portal de los pacientes.[12]

4   Insuficiencia renal prerrenal. Necrosis tubular aguda (NTA)

La insuficiencia renal prerrenal acontece en situaciones en que, por algún motivo, se produce hipovolemia, la cual provoca disminución de la perfusión renal y del filtrado glomerular. A diferencia de la insuficiencia renal funcional del cirrótico, aquí existe una verdadera falta de volumen plasmático. Aunque no hay estudios de la incidencia de esta patología en la cirrosis hepática, parece frecuente y puede ocurrir cuando existe depleción de volumen en situaciones como la hemorragia digestiva, gastroenteritis agudas o utilización de diuréticos con diuresis excesiva.[13] Si la situación empeora o se produce *shock* (hipovolémico, séptico), puede provocar una NTA.

4.1   *Diagnóstico de la insuficiencia renal prerrenal y de la NTA*

En los pacientes con insuficiencia renal prerrenal, en general existe un aumento discreto o moderado de la creatinina. En esta patología existe una disminución del filtrado glomerular, pero se mantiene la función tubular, por lo que se sigue concentrando la orina. Así pues, la excreción de sodio en la orina será baja y la urea alta.

En la NTA existe un aumento de creatinina brusco y significativo con oliguria o anuria. La función tubular está deteriorada y no es posible la reabsorción correcta de sodio, por lo que la cantidad de este mineral en la orina de estos pacientes será alta y la osmolaridad orina/sangre < 1.

4.2   *Tratamiento de la insuficiencia renal prerrenal y de la NTA*

La insuficiencia renal prerrenal suele mejorar con el aporte de líquidos y tratamiento del factor precipitante. Si existe NTA, el pronóstico es malo, ya que se suman en el mismo paciente la existencia de una cirrosis hepática y una noxa importante (por ejemplo, *shock*) que ha llevado al fracaso renal.

5   Acidosis tubular renal[14]

Puede presentarse en diferentes enfermedades hepáticas que pueden llevar a la cirrosis como a la biliar primaria, enfermedad de Wilson, hepatitis autoinmune y cirrosis alcohólica. La forma más común es la acidosis tubular renal distal e incompleta que suele ser subclínica y sólo se diagnostica tras estudiar el pH de la orina.

6   Toxicidad renal por fármacos

Es frecuente en la cirrosis hepática y puede desencadenarse por varios mecanismos. Los fármacos más frecuentemente implicados son los diuréticos, los antiinflamatorios no esteroideos (AINEs) y los aminoglicósidos.

6.1   *Diuréticos*[13]

La toxicidad renal por diuréticos es una de las causas más frecuentes de insuficiencia renal en los pacientes cirróticos y se cifra entre el 20-40 %. Suele ocurrir al administrar diuréticos para tratar la ascitis con buena respuesta y diuresis excesiva con aparición de insuficiencia renal prerrenal que, a veces, puede producir encefalopatía hepática. Se considera que, en los pacientes con ascitis sin edemas, la pérdida de peso no debe exceder del medio kg al día y, en los pacientes con ascitis y edemas, no debe exceder de 1 kg al día para evitar la insuficiencia renal. Además, como muchas veces se utiliza la espironolactona como diurético antialdosterónico y este fármaco tiene una vida media de 48 horas, deben reducirse los diuréticos antes de la desaparición de toda la ascitis. Si se realiza un buen seguimiento analítico de los pacientes se puede detectar precozmente la aparición de insuficiencia renal y, entonces, es fácilmente reversible con la retirada de diuréticos con o sin administración de suero fisiológico EV.

6.2   *AINES*[15-16]

Son otra causa frecuente de nefrotoxicidad en los pacientes cirróticos, ya que inhiben la síntesis de las prostaglandinas. Éstas son potentes vasodilatadores renales que actúan como mecanismo compensatorio de la vasoconstricción renal para intentar mantener el flujo plasmático renal dentro de la normalidad. Por tanto, los AINEs rompen el equilibrio entre vasoconstrictores y vasodilatadores renales, pudiendo provocar no sólo insuficiencia renal sino, también, descompensaciones ascíticas en pacientes cirróticos compensados. Esta disfunción renal se ha descrito con la administración de una sola dosis de AINEs o en administraciones de pocos días y por una gran variedad de AINEs, incluyendo los salicilatos y el sulindac. Habitualmente, la alteración es reversible después de la retirada del fármaco si la administración ha sido de pocos días, pero es más imprevisible si se ha administrado de forma prolongada.

6.3 Aminoglicósidos[17]

Pueden provocar fracaso renal en los pacientes cirróticos a través del desarrollo de NTA y se deben considerar fármacos prohibidos en esta población. Actualmente, es una patología poco frecuente, ya que disponemos de otros antibióticos de amplio espectro no nefrotóxicos para tratar las infecciones.

7 Diagnóstico diferencial de la insuficiencia renal en la hepatopatía crónica

El diagnóstico diferencial de la enfermedad renal en los pacientes con hepatopatía crónica se basa en tres pilares: el interrogatorio, el análisis de sangre y el estudio urinario. El primero de ellos debe estar dirigido a conocer la etiología de la hepatopatía (enolismo, enfermedad viral...) y a

	Sodio (sangre/orina)	Urea (sangre/orina)	Proteinuria	Hematuria	Osmolaridad orina/plasma
IR funcional/ S. hepatorrenal	N o ↓ / ↓	↑ o ↑↑ / ↑	negativa	negativa	> 1
IR prerrenal	N / ↓	↑ / ↑	negativa	negativa	> 1
NTA	N / ↑↑	↑↑ / ↓	negativa	negativa	< 1
GMN viral	N / N	Variable / N	+++	+	N
GMN IgA	N / N	Variable / N	+ o ++	++	N

Tabla 2. Diagnóstico diferencial de la insuficiencia renal en la hepatopatía crónica. IR: insuficiencia renal; NTA: necrosis tubular aguda; GMN: glomerulonefritis; N: normal.

detectar factores intercurrentes (pérdida de líquidos, administración de fármacos...) que hayan podido llevar a la insuficiencia renal. El análisis de sangre debe intentar determinar la etiología de la hepatopatía si no es conocida (virus, enfermedades metabólicas...) e incluir parámetros básicos del estudio de la función renal (urea, creatinina, sodio, potasio). En el análisis urinario se debe estudiar la presencia de proteinuria, microhematuria, urea, sodio, potasio y pH. En algunas ocasiones deberá realizarse una segunda analítica: crioglobulinas y complemento si se detecta VHC, estudio de la replicación viral si hay VHB.

La tabla 2 intenta realizar de modo esquemático y práctico el diagnóstico diferencial entre distintas causas de insuficiencia renal en los pacientes con hepatopatía crónica.

8   Conclusiones

La asociación entre enfermedad hepática y disfunción renal es frecuente y puede estar producida por diferentes etiologías. Además, no debemos olvidar que los enfermos con hepatopatía pueden tener comorbilidades (diabetes mellitus, hipertensión arterial...) que justifican por sí mismas la alteración de la función renal.

El diagnóstico diferencial de la patología renal puede realizarse a partir de un buen interrogatorio y un análisis básico de sangre y orina. Según los resultados el paciente podrá ser manejado en el centro de atención primaria (retirada de fármacos si se trata de insuficiencia renal ligera a moderada por depleción de volumen o por AINEs) o deberá ser derivado al nefrólogo o al hepatólogo en insuficiencias renales más severas o en enfermedades hepáticas que precisen un tratamiento más especializado (enfermedades virales, síndrome hepatorrenal...).

Bibliografía

1. Arroyo V, Ginés P, Gerbes AL *et al.* Definition and diagnostic criteria of refractory ascites and hepatorenal syndrome in cirrhosis. Hepatology 1996; 23: 164-76.

2. Salerno F, Gerbes A, Ginés P *et al.* Diagnosis, prevention and treatment of hepatorenal syndrome in cirrhosis. Gut 2007; 56: 1310-318.

3. Restuccia T, Ortega R, Guevara M *et al.* Effects of treatment of hepatorenal syndrome before transplantation and post-transplantation outcome. A case-control study. J Hepatol 2004; 40: 140-46.

4. Lai KN, Lai FM, Chan KW *et al.* The clinico-pathologic features of hepatitis B virus-associated glomerulonephritis. Q J Med 1987; 63: 323-33.

5. Lai KN, Li PK, Lui SF, *et al.* Membranous nephropathy related to hepatitis B virus in adults. N Engl J Med 1991; 324: 1457-463.

6. Connor FL, Rosenberg AR, Kennedy SE, *et al.* HBV associated nephrotic syndrome: resolution with oral lamivudine. Arch Dis Child 2003; 88: 446-49.

7. Jefferson JA, Johnson RJ. Treatment of hepatitis C-associated glomerular disease. Semin Nephrol 2000; 20: 286-92.

8. Meyers CM, Seeff LB, Stehman-Breen CO *et al.* Hepatitis C and renal disease: an update. Am J Kidney Dis 2003; 42: 631-57.

9. Zaja F, De Vita S, Mazzaro C *et al.* Efficacy and safety of rituximab in type II mixed cryoglobulinemia. Blood 2003; 101: 3827.

10. Crawford DH, Endre ZH, Axelsen RA *et al.* Universal occurrence of glomerular abnormalities in patients receiving liver transplants. Am J Kidney Dis 1992; 19: 339-44.

11. Berger J, Yaneva H, Nabarra B. Glomerular changes in patients with cirrhosis of the liver. Adv Nephrol 1978; 7: 3-14.

12. Kalambokis G, Christou L, Stefanou D *et al.* Association of liver cirrhosis related IgA nephropathy with portal hypertension. World J Gastroenterol 2007; 13: 5893-896.

13. Ginés P, Arroyo V, Quintero E *et al.* Comparison of paracentesis and diuretics in the treatment of cirrhotics with tense ascites. Results of a randomized study. Gastroenterology 1987; 93: 234-41.

14. Coregano L, Lauro S, Ricci B *et al.* Distal renal tubular acidosis in hepatic cirrhosis: clinical and pathogenic study. Clin Nephrol 1981; 15: 143-47.

15. Boyer TD, Zia PK, Reynolds TB. Effect of indometacin and prostaglandin A_1 in renal function and plasma renin activity in alcoholic liver disease. Gastroenterology 1979; 77: 215-22.

16. Planas R, Arroyo V, Rimola A *et al.* Acetylsalicylic acid suppresses the renal hemodynamic effect and reduces the diuretic action of furosemide in cirrhosis with ascites. Gastroenterology 1983; 84: 247-52.

17. Cabrera J, Arroyo V, Ballesta AM *et al.* Aminoglycoside nephrotoxicity in cirrhosis. Gastroenterology 1982; 82: 97-105.

Capítulo 14
Manejo del paciente con litiasis urinaria en el ámbito de la medicina primaria

Dr. F. Rousaud Barón

1 Introducción

La litiasis urinaria es una patología de elevada prevalencia. Se estima que, en los países industrializados, un 12 % de los hombres y un 7 % de las mujeres desarrollarán, al menos, un cálculo renal a lo largo de su vida. La litiasis urinaria (y, principalmente, las de Estruvita, Brushita y Cistina por su peculiaridad de recidiva severa) suele provocar la aparición de insuficiencia renal. Según datos de la OCATT (Organització Catalana de Trasplantaments), el porcentaje medio de pacientes que están en tratamiento sustitutivo renal en Cataluña debido a litiasis urinaria es del 1,7 % (entre los años 2000 y 2006).

Tradicionalmente, el manejo de la litiasis urinaria ha sido exclusiva del urólogo. Pero a principios de la década de los ochenta, con la implantación de la litotiricia extracorpórea por ondas de choque (LEOC) y el desarrollo de las técnicas endourológicas, el manejo quirúrgico clásico de la litiasis urinaria, prácticamente, desaparece. Además, adquieren especial relevancia los aspectos nefrológicos (médicos), en el ámbito de la profilaxis de la enfermedad renal litiásica.

Este último aspecto es el que cobra mayor importancia en el contexto de la nefrología o de la medicina primaria, ya que, trabajando desde la base de la prevención, podremos disminuir la tasa de recidiva litiásica y mejorar la calidad de vida de estos pacientes.

Este texto sencillo y práctico pretende ofrecer conceptos y recomendaciones para atender con mayores garantías a las personas afectadas por esta patología.

En la parte final se incluye una serie de lecturas recomendadas a todos aquellos médicos de familia interesados en el tema.

Litiasis de oxalato cálcico	
– Monohidrato (whewellita)	– Dihidrato (weddellita)
Litiasis de fosfato cálcico	
– Hidrógeno fosfato básico de calcio (apatita/hidroxiapatita) – Carbonato apatita (dahllita)	– Fosfato tricálcico / fosfato octocálcico (whitlockita) – Hidrógeno fosfato de calcio dihidratado (brushita)
Litiasis infecciosa	
– Fosfato amónico magnésico (estruvita)	– Fosfato hidrógeno magnésico (newberrita) dihidratado (brushita)
Litiasis derivadas de las purinas	
– Litiasis de ácido úrico – Ácido úrico dihidrato – Urato monosódico monohidratado	– Urato ácido de amonio – Xantina – 2,8-dihidroxiadenina
Litiasis de cistina	
Otras	
– Calcita (carbonato cálcico) – Materia orgánica – Cálculos de colesterol	– Cuerpo extraño (falso cálculo) – Compuestos farmacológicos (indinavir)

Tabla 1. Tipos de litiasis urinaria.

2 Tipos de cálculos urinarios

En nuestra área geográfica, el cálculo más frecuente es el de oxalato de calcio, tanto en su forma monohidratada como en la dihidratada. Le sigue el de ácido úrico, de fosfato cálcico y de estruvita (cálculo de infección o de tipo coraliforme). Todos ellos se muestran en la tabla 1.

3 Etiopatogenia de la litiasis urinaria

El profundo conocimiento de la etiopatogenia de la enfermedad renal litiásica es clave para una adecuada profilaxis de la misma.

La etiopatogenia de la litiasis urinaria es multifactorial. Influyen en ella tanto factores intrínsecos al paciente, como son las anomalías anatómicas, los desórdenes metabólicos y la presencia de otro tipo de enfermedades, como factores medioambientales y otros relacionados con el estilo de vida, los hábitos dietéticos y de hidratación, aspectos laborales, fármacos, etcétera (véase la tabla 2).

Causas anatómicas
– Congénitas: riñón en herradura, riñón en torta, ptosis renal, malrotación renal, quistosis renal, estenosis de ostium… – Adquiridas: procesos cicatriciales (pielonefritis crónica), exceso de actuaciones urológicas intervencionistas…
Enfermedades hereditarias
– Cistinuria, acidosis tubular renal, hiperoxaluria primaria, hipercalciuria familiar…
Secundario a otras enfermedades
– Hiperparatiroidismo primario, enfermedades granulomatosas, tirotoxicosis, sacoidosis, psoriasis, síndromes mieloproliferativos, resecciones intestinales, colon irritable, enfermedad de Crohn, inmovilización prolongada, infección urinaria crónica…
Alteraciones metabólicas
– Hipercalciuria, hiperuricosuria, hipocitraturia, hipomagnesuria, pH urinario extremo…
Mal hábito dietético o de hidratación
– Exceso de carne roja, exceso de sal, consumo excesivo de productos ricos en oxalato, restricción en la ingesta de lácteos, bajo volumen urinario en relación con una escasa ingesta de agua…
Causas en relación con un mal hábito de vida
– Obesidad, sedentarismo, síndrome metabólico, transgresiones dietéticas…
Características medioambientales
– Temperatura elevada, alta humedad ambiental
Aspectos laborales
– Caldereros, panaderos, conductores (taxi, autobús, metro)…
Fenotipo caracterológico y estrés
– Asociado a un aumento en la concentración urinaria de solutos («cálculos de estrés»), elevada tasa de sudoración
Yatrogenia (fármacos)
– Triamterene, antiácidos, acetazolamida, corticoides, diuréticos de asa, colchicina, probenecid, quimioterápicos, indinavir…

Tabla 2. Etiopatogenia de la enfermedad renal litiásica.

Es importante tener presente que pueden influir varios de estos factores simultáneamente en un mismo paciente.

4   Diagnóstico

Ante un paciente con dolor lumbar sordo, persistente o episódico, con síndrome miccional presente o no; o bien con dolor lumbar de tipo cólico con irradiación abdómino-inguinal-ipsilateral con hematuria o sin ella, es conveniente realizar una radiografía simple de abdomen, una ecografía renovesical y un sedimento de orina.

La radiografía simple de abdomen nos permite ver las siluetas renales, la presencia de imágenes radio-opacas en áreas renales, trayectos ureterales o bien en la zona pélvica; la ecografía renovesical nos confirma la presencia de litiasis renal, ureteral alta, ureteral pelviana o vesical, asimismo nos permite observar la presencia de dilatación calicilar segmentaria, pielocalicilar, piélica aislada o ureterohidronefrosis. También nos permite confirmar la presencia de otras lesiones como quistes, anomalías anatómicas renales, quistes densos, masas, etcétera.

El sedimento urinario aporta gran información. Es una prueba sencilla y nos permite confirmar la presencia de una infección urinaria, la presencia de cristaluria, micro o macrohematuria y leucocituria abacteriana. La presencia de cristales y su identificación nos aporta una información sobre el probable tipo de litiasis urinaria que puede tener el paciente. Otros datos importantes son el pH urinario y la densidad urinaria. El rango de pH en orina puede oscilar entre 5,0 y 8,0, es importante conocer estos límites extremos de acidez o basicidad. La litiasis úrica o cistínica se desarrollan bien a pH ácido, la litiasis fosfocarbonada o la de estruvita se desarrollan en un ambiente de basicidad.

Una densidad urinaria menor a 1.010 nos indica que es una orina diluida y ésta es la condición más óptima; una densidad urinaria por encima de 1.030 nos orienta a una orina excesivamente concentrada, situación que puede favorecer la formación y agregación de cristales.

5   Aspectos metabólicos. El estudio metabólico

Un desequilibrio entre los factores promotores de la cristalización urinaria y los factores inhibidores de la misma van a promover un aumento de la

Orina hiposaturada
– Baja concentración de sales. No precipita, no formará cristales
Orina metaestable
– Sobresaturada de sales, pero en equilibrio. No hay cristalización por acción de los inhibidores de la cristalización
Orina sobresaturada
– Exceso de solutos no compensados por los inhibidores de la cristalización – Los solutos se adhieren entre sí (agregación/maclación) formando la matriz orgánica del futuro cálculo

Tabla 3. Tipos de saturación urinaria.

cristalización urinaria de solutos y, en un segundo término, la formación de un cálculo en la vía urinaria. Esto nos conduce al concepto de orina hiposaturada, orina metaestable y orina sobresaturada (véase la tabla 3).

El estudio metabólico es la cuantificación en plasma y orina de todos aquellos parámetros que, estando en exceso o defecto, pueden favorecer la formación de un cálculo en vía urinaria. No se justifica, ni económica ni médicamente, realizar un estudio metabólico a cualquier persona con un episodio litiásico.

El estudio metabólico lo realizaremos a:

– Pacientes con historia litiásica de larga evolución con episodios de recurrencia frecuentes.
– Pacientes con debut de su historia litiásica en la infancia o la adolescencia.
– Aquéllos con antecedentes familiares de litiasis urinaria.
– Pacientes con una historia demostrada de transgresión dietética habitual.
– Pacientes con indicios de enfermedad litiásica de estirpe hereditaria.

Los parámetros que solicitaremos en el estudio metabólico están reflejados en la tabla 4. Es evidente que no hay que pedir de entrada todos los parámetros mencionados. La hormona paratiroidea se solicitará si en plasma aparece una hipercalcemia (con o sin hipofosforemia y con proteínas totales normales); la cistina y el resto de aminoácidos se solicitarán si sospechamos una cistinuria o bien si se trata de un paciente cistinúrico conocido y deseamos un control periódico.

Plasma	Orina
– Función renal (urea/creatinina)	– Volumen 24 horas
– Ionograma	– Densidad urinaria
– Calcio/calcio iónico/fósforo	– pH
– Urato	– Aclaramiento creatinina
– Hormona paratiroidea	– Sodio/potasio
– Proteínas totales	– Urato
	– Citrato
	– Oxalato
	– Calcio
	– Magnesio
	– Cistina y el resto de aminoácidos

Tabla 4. Estudio metabólico de la litiasis urinaria. Parámetros que determinar.

Es conveniente realizar al menos dos estudios metabólicos en un plazo de dos meses para confirmar la presencia real de alteraciones y, así, poder tratarlas.

De manera paralela, si el paciente aporta un cálculo que ha expulsado espontáneamente es conveniente solicitar un estudio cristalográfico. En nuestro laboratorio utilizamos tres técnicas para el diagnóstico cristalográfico: la microscopía óptica con lupa binocular, la microquímica cualitativa y la espectrofotometría infrarroja. El conocimiento de la estructura cristalográfica del cálculo es fundamental para plantear estrategias de tratamiento.

6   Tratamiento médico de la litiasis urinaria

El objetivo de este tratamiento es prevenir la tasa de recidiva litiásica. Para ello, incidiremos en dos aspectos: corregir las alteraciones metabólicas detectadas en el estudio metabólico y aplicar unas normas generales encaminadas a cambiar el estilo de vida del paciente, así como a corregir malos hábitos.

El tratamiento farmacológico de las alteraciones metabólicas del paciente con litiasis urinaria se muestra en la tabla 5. La duración del tratamiento será de uno o dos meses y se repetirá un nuevo estudio para

Hipercalciuria	Tiazidas a dosis de 25-50 mg/día Citrato potásico 150 mg/día repartidos en tres tomas
Hipocitraturia	Citrato potásico, 150 mg/día repartidos en tres tomas
Hiperoxaluria	Suplementos de calcio y magnesio
Hiperuricosuria	Alopurinol 300 mg/día Citrato potásico, 150 mg/día repartidos en tres tomas
Hipomagnesuria	Suplementos de magnesio

Tabla 5. Tratamiento farmacológico de las alteraciones metabólicas en la litiasis urinaria.

observar la respuesta al mismo. El tratamiento farmacológico debe acompañarse de un plan de normas generales individualizadas. Dichas normas se muestran en la tabla 6.

En relación con el estilo de vida
– Mantener un índice de masa corporal entre 18 y 25 kg/m^2 – Atenuar el nivel de estrés – Ejercicio físico moderado – Compensar, adecuadamente, las pérdidas excesivas de líquidos
En relación con la ingesta de líquidos
– Mantener un balance racional entre la ingestión y excreción de líquido, con el objetivo de lograr una diuresis 24 horas de al menos dos litros – Utilización de bebidas de baja mineralización – Mantener un ritmo circadiano de la ingesta líquida (es más conveniente beber a lo largo de todo el día que hacerlo sólo en las comidas)
En relación con una dieta adecuada
– Rica en fibra vegetal – Rica en citratos (inhibidor de la cristalización urinaria, alcaliniza la orina) – Ingesta diaria de calcio (entre 1.000-1.200 mg/día), se evita una excesiva absorción de oxalato a nivel intestinal – Reducción del consumo de sal (disminuye la excreción de calcio y aumenta la de citrato) – Limitar la ingesta de proteínas animales (con ello se consigue disminuir la excreción de calcio, oxalato y urato, así como aumentar la de citrato y el pH urinario – Reducción de la ingesta de oxalato (ruibarbo, espinacas, nueces, té…)

Tabla 6. Normas generales aplicables a los pacientes con litiasis urinaria.

Si en el control postratamiento se corrigen los parámetros metabólicos, se puede disminuir la dosis de los fármacos manteniéndolos un tiempo más o bien suspenderlos, pero debemos tener en cuenta que si no se acompaña de un plan de normas generales individualizadas, probablemente, las alteraciones metabólicas reaparecerán con el tiempo; el paciente litiásico, cuando se encuentra bien, abandona las recomendaciones que se le dieron en su día y vuelve a sus malos hábitos. Todo esto se va a traducir en una nueva recidiva litiásica.

7   Pauta de actuación diagnóstica

Se realizará basándose en una historia clínica dirigida, poniendo especial énfasis en los antecedentes familiares de litiasis urinaria, los antecedentes personales (aspectos laborales, hábitos dietéticos y de hidratación, nivel de estrés habitual o puntual), los antecedentes patológicos generales y, por último, la historia litiásica del paciente (edad de inicio, tasa de recurrencia litiásica, persistencia de infección urinaria, número de veces que acude a urgencias por causa litiásica, el motivo de las mismas, número de expulsivos espontáneos, tipo de cálculos expulsado, etcétera).

La pauta de actuación diagnóstica también se establecerá en función de los resultados ofrecidos por pruebas complementarias racionales. De entrada, se solicitará una radiografía simple de abdomen, una ecografía renal y un sedimento de orina que nos aportarán datos muy precisos. Asimismo, la solicitud de un estudio metabólico y cristalográfico, si disponemos de una muestra, aportarán información crucial para establecer pautas de prevención individualizadas.

Si a pesar de las medidas anteriormente citadas tenemos dudas, podemos recurrir a la urografía endovenosa (UIV) o al TAC abdominal (TC). La UIV precisa de la administración de contraste endovenoso, hay que tener en cuenta los antecedentes de hipertensión arterial, presencia de insuficiencia renal, antecedentes alérgicos, etcétera, antes de prescribirla. Actualmente, el TC se está imponiendo frente a la UIV como prueba diagnóstica de litiasis urinaria.

Por tanto, el nefrólogo o el médico de familia deben asumir el protagonismo en el manejo del paciente con litiasis urinaria. Este protagonismo debe basarse en una historia clínica personalizada, un estudio metabólico dirigido y un conocimiento preciso del arsenal terapéutico disponible.

8   ¿Qué debemos y podemos hacer?

8.1   Debemos

- Conocer los distintos tipos de enfermedad renal litiásica.
- Conocer la fisiopatología y etiopatogenia de la litiasis urinaria.
- Conocer y dominar el arsenal terapéutico disponible, así como saber aplicarlo adecuadamente.

8.2   Podemos

- Informar al paciente acerca de su enfermedad de forma objetiva e individualizada.
- Aplicar la metodología diagnóstica correcta.
- Aplicar una terapéutica médica individualizada.
- Planear un seguimiento médico a la medida de cada paciente.

8.3   Conseguiremos

- Disminuir la recidiva litiásica.
- Reducir la tasa de morbilidad renal.
- Atenuar el gasto sanitario.

9   ¿Cuándo el especialista derivará al paciente litiásico a su médico de familia?

- Cuando se encuentra libre de cálculos y con la intención de realizar un control preventivo cada uno o dos años, que incluya radiología simple de abdomen, ecografía renovesical y sedimento urinario.
- Cuando es portador de una litiasis/microlitiasis renal estable, asintomática (o con molestias episódicas leves) y sin compromiso renal. En este caso, los controles se realizarán cada seis o doce meses.
- Cuando el paciente lo solicita.

10   ¿Cuándo el médico de familia debe derivar al paciente litiásico al especialista?

- Cuando el paciente vuelve a presentar sintomatología y las pruebas complementarias demuestran una recidiva litiásica o un aumento del tamaño de los cálculos que ya tenía; también cuando se objetiva una movilización topográfica de los mismos.
- Cuando se demuestra la presencia de una situación clínica que precisa de una actitud intervencionista.
- Cuando el paciente lo solicita.

BIBLIOGRAFÍA

1. Stamatelou KK, Francis ME, Jones CA *et al*. Time trends in reported prevalence of kidney stones in the United States 1976-1994. Kidney Int 2003; 63: 1817-823.

2. Sánchez-Martín FM, Millán Rodríguez F, Esquena Fernández S *et al*. Incidencia y prevalencia de la urolitiasis en España: revisión de los datos originales disponibles hasta la actualidad. Actas Urol Esp 2007; 31(5): 511-20.

3. Asplin JR (Guest Editor) Nephrolithiasis. Seminars in Nephrology 2008; 28 (2).

4. Hesse A, Tiselius HG, Jahnen A. Urinary Stones. Diagnosis, Treatment and Prevention of Recurrence. 2.nd revised and enlarged edition. Karger 2002.

5. Esquena S, Millán Rodríguez F, Sánchez-Martín FM *et al*. Cólico renal: revisión de la literatura y evidencia científica. Actas Urol Esp 2006; 30(3): 268-80.

Capítulo 15
Urgencias en nefrología

Dr. J. Ibeas López

1 Introducción

Las urgencias en nefrología derivan, principalmente, de la presencia de la alteración de la función renal a un nivel que puede desarrollar trastornos metabólicos o hemodinámicos que pongan en riesgo la vida del paciente en un corto período de tiempo. Se expondrá en este capítulo una actualización de los principales conceptos relacionados con los procesos que pueden dar lugar a este tipo de urgencias. Dado que, globalmente, la mayoría de las enfermedades o los procesos sindrómicos renales presentan su fase crítica alrededor de un fracaso renal agudo o la exacerbación de una enfermedad crónica, se intentará orientar el manejo desde esta perspectiva y, al mismo tiempo, mantener un enfoque práctico desde el entorno de la asistencia primaria.

2 Insuficiencia renal aguda

2.1 Definición

La insuficiencia renal aguda (IRA) o el fracaso renal agudo (FRA) se ha definido tradicionalmente como la pérdida brusca de función del riñón que provoca la retención de urea y otros productos nitrogenados, así como la disregulación del volumen extracelular y los electrolitos. La evolución de la IRA depende, principalmente, de tres factores: reconocimiento precoz, diagnóstico de la causa y manejo clínico apropiado. Las manifestaciones iniciales pueden ser muy variables y, en parte, son subsidiarias del mecanismo desencadenante, pudiendo presentarse de un modo silente (en el farmacológico, por ejemplo) o con una clínica florida (como un síndrome hemolítico urémico).[1-3]

2.2 *Diagnóstico y conceptos que hay que tener en cuenta*

La pérdida de función renal es fácilmente detectada por la medición de la creatinina (Cr) plasmática, que es utilizada para estimar el filtrado glomerular (FG). Sin embargo, el uso de la creatinina tiene algunos problemas para definir cuantitativamente el FRA y deben tenerse en cuenta algunas advertencias al interpretar el FG. Éste puede caer hasta un 50 % antes de que los niveles de Cr comiencen a elevarse, básicamente, por el incremento de la secreción de Cr por el epitelio tubular proximal, por un lado, y porque la Cr todavía no ha tenido tiempo de acumularse, por otro. La Cr no refleja con exactitud el FG en un paciente que no se encuentra en un estado estable y puede ser falsamente baja. Hay que considerar, asimismo, que un aumento notable de Cr en pacientes con IR previa refleja un pequeño descenso del FG, siendo mucho más marcado el descenso del FG con pequeñas variaciones de la Cr cuando la función renal (FR) previa era normal. Por otro lado, en los pacientes con poca masa muscular, pequeños cambios en la Cr plasmática traducen también una repercusión importante en el FG. La traducción de todo ello, en los numerosos estudios epidemiológicos realizados, son los diferentes niveles de corte sugeridos para definir el FRA, lo que hace difícil crear un estándar. Esta ausencia de consenso en la definición cuantitativa de FRA ha generado incluso problemas de comparación entre estudios.[1-5]

Hay múltiples definiciones de FRA, algunas muy adaptadas al nivel de FR previo, por ejemplo la que lo define como un incremento de 0,5 mg/dL si la Cr basal es ≤ 1,9 mg/dL, de 1,0 mg/dL si la Cr basal está entre 2,0 y 4,9 mg/dL y de 1,5 mg/dL si la Cr es ≥ 5,0 mg/dL.[6] Otros también tienen en cuenta la FR basal, pero con menos escalones: para una Cr basal

Estadio	Criterio por Cr	Criterio por diuresis
1	En 48 horas: ↑ Cr ≥ 0,3 mg/dL (≥ 26,4 µmol/L) o ↑ Cr ≥ 150-200 % de la basal	< 0,5 mL/kg/h > 6 horas
2	↑ Cr ≥ 200-300 % de la basal	< 0,5 mL/kg/h > 12 horas
3	↑ Cr ≥ 4 mg/dL (≥ 354 µmol/L) o ↑ Cr ≥ 300 % de la basal	< 0,3 mL/kg/h > 24 horas o anuria > 12 horas

Tabla 1. Clasificación del FRA (RIFLE modificada).

< 3 mg/dL, una elevación ≥ 0,5 mg/dL/día y para Cr > 3 mg/dL, una elevación de ≥ 1 mg/dL/día.[7] Hay, asimismo, otros baremos mucho más simplificados para la práctica de urgencias, un par de ejemplos podrían ser el aumento del BUN un 20 % o la Cr 1 mg/dL en un tiempo inferior a diez días[8] y otro el aumento de la Cr 1,5 veces el valor basal o el incremento diario de 0,5 mg/dL.[9]

En este contexto de falta de definición de criterios, un grupo de expertos formado por nefrólogos e intensivistas (ADQI, The acute dialysis quality initiative)[10] desarrolló un consenso, proponiendo una definición, denominada Criterios RIFLE.[11] Consiste en tres niveles de lesión renal (*risk, injury and failure*) basados en la Cr y la diuresis y dos medidas de evolución (*loss y end-stage renal disease*). Sin embargo, por la presencia de ciertas limitaciones metodológicas se propuso una modificación por la Acute Kidney Injury Network (AKIN) y un cambio en la denominación del FRA, sugiriéndose el término de «daño» renal para representar al espectro completo del «fracaso» renal (AKI, *acute kidney* «injury» en lugar de ARF, *acute renal* «failure»)[12,13] (véase la tabla 1). La utilidad clínica de estos criterios no está todavía clara, dado que se han desarrollado en un entorno de necrosis tubular y, por lo tanto, ni el fracaso prerrenal ni el obstructivo deberían incluirse en esta definición de daño renal agudo. Sin embargo, se prevé que sean útiles para estandarizar las definiciones en estudios epidemiológicos y se convertirán en criterios de inclusión sólidos para estudios clínicos. Probablemente, con el tiempo, estos métodos de medida serán remplazados por biomarcadores específicos de lesión tubular, hasta entonces y a pesar de sus limitaciones, la Cr y la urea seguirán siendo el principal método diagnóstico del FRA en el futuro próximo.[1-5]

2.3   Clasificación[1-5]

2.3.1   IRA prerrenal o funcional

Descenso del FG por disminución de la presión de perfusión o la presencia de una vasoconstricción severa. Las dos causas principales son la depleción de volumen y la hipotensión relativa. Otras causas frecuentes son el sangrado, la depleción de volumen efectivo en el fallo cardíaco, el *shock* o la cirrosis. Se suele asociar a un curso agudo y suele recuperarse tras ceder la causa inicial. La principal característica es una fracción de excreción de sodio (FeNa) < 1 % y un Na urinario (Na/O) < 20 mEq/L.

2.3.2   *IRA renal o parenquimatosa*

Aparece por lesión de glomérulos, túbulos, intersticio o vasos del riñón.
Analíticamente, se caracteriza por una FeNa > 1 % y Na/O > 20 mEq/L

- Glomerular. Existen numerosas glomerulopatías primarias o secundarias que pueden provocarlo. Hay dos patrones generales:

  - Síndrome nefrítico. Asociado a inflamación en la histología y
    que produce un sedimento activo con hematuria, leucocitaria,
    cilindros y un grado variable de proteinuria.
  - Síndrome nefrótico. No asociado a inflamación en la histología
    y que se asocia a proteinuria, de rango nefrótico y con un sedi-
    mento inactivo con escasos cilindros o células.

  Ambos patrones pueden presentarse con un curso agudo o insidioso y pueden verse, simultánea o secuencialmente, elementos de ambos.
- Tubular e intersticial. Las enfermedades que lo producen pueden ser
  de origen sistémico, tóxico o inducido por drogas. El curso puede
  ser agudo o dejar secuelas crónicas. Las entidades más frecuentes son
  la necrosis tubular aguda, la nefritis intersticial aguda (habitualmente
  relacionada con fármacos) y la nefropatía del mieloma múltiple.
- Vascular. La principal, probablemente, sea la vasculitis. Menos comunes son la enfermedad ateroembólica, el síndrome hemolítico-
  urémico o púrpura trombocitopénica idiopática (HUS/PTT), la hipertensión maligna y la esclerodermia. Destaca, por otro lado, la
  agudización de una patología crónica como es la estenosis de arteria renal.

2.3.3   *IRA obstructiva*

La obstrucción del flujo urinario puede ocurrir en cualquier lugar desde la
pelvis a la uretra. El desarrollo de un FRA requiere una obstrucción bilateral (o unilateral en monorrenia). La causa más frecuente es la enfermedad
prostática o el cáncer metastático. El curso puede ser agudo o bien croni-
ficarse. El FG desciende tras una obstrucción del flujo urinario a cualquier
nivel del tracto urinario. Desde el punto de vista analítico, acaba compor-
tándose como una IR parenquimatosa.

2.4 Orientación diagnóstica[1-5]

2.4.1 Anamnesis

- Antecedentes. Tras buscar en los antecedentes la presencia de una analítica anterior, por la posibilidad de insuficiencia renal crónica (IRC) previa o confirmar IRA, debe focalizarse, inicialmente, en dos puntos clave: factores que justifiquen una hipoperfusión renal y nefrotóxicos. Debe buscarse antecedentes de traumatismo o convulsiones (rabdomiolisis), cirugía o anestesia previas, clínica urológica (prostatismo o cólicos), clínica sugestiva de enfermedad sistémica asociada a nefropatía (vasculitis, LES, etcétera) o cualquier otra clínica que, directa o indirectamente, pueda relacionarse con una IRA.
- Sintomatología urémica grave. Astenia, anorexia, vómitos, respiración acidótica, encefalopatía, convulsiones, etcétera.
- Diuresis / 24 horas y curso. Conocer la diuresis es importante no sólo desde el punto de vista de la etiología, sino también desde el punto de vista de manejo y evolución. Se define anuria como la diuresis menor a 100 mL/d y oliguria como 100-400 mL/d. Esto permite hacer una clasificación de la IRA en oligúrica o no oligúrica. La IRA prerrenal suele ser oligúrica y, con menos frecuencia, anúrica. Esta última debe hacer sospechar obstrucción completa de la vía urinaria u oclusión vascular bilateral o unilateral en riñón único, glomerulonefritis grave, vasculitis, síndrome hemolítico-urémico o *shock*.

  La progresión del incremento de Cr puede ayudar a distinguir entre diferentes cuadros. Si asciende a un ritmo superior a 0,3-0,5 mg/dL (26-44 µmol/L) por día sugiere una necrosis tubular aguda, en comparación a un ritmo de ascenso menor con fluctuaciones periódicas a la baja (debido a variaciones en la perfusión renal) que sugieren un cuadro prerrenal.

2.4.2 Exploración física

Puede dar muchas pistas de la causa subyacente e incluso sugerir el tratamiento potencial. Una exploración sistemática por aparatos puede ayudar en el diagnóstico. Se deberá examinar:

- Piel: por un lado, buscaremos petequias, púrpura, equimosis, «livedo», infartos y vasculitis que nos puedan encaminar hacia una enfermedad sistémica y, por otro lado, la turgencia nos puede orientar en el estado de hidratación.
- Ojos: puede orientar en la presencia de uveitis (nefritis intersticial o vasculitis), parálisis muscular (intoxicación por etilenglicol o vasculitis), enfermedad ateroembólica (cristales de Hollenhorst) o HTA maligna (retinopatía severa y edema de papila).
- Estado cardiovascular: puede ser el aspecto más relevante en el diagnóstico y el manejo inicial del fracaso renal agudo. La tensión arterial (TA) y la frecuencia cardíaca (FC) deben medirse en decúbito y ortostatismo (o sedestación) para despistaje de depleción de volumen. Se descartará la presencia de signos de insuficiencia cardíaca, por un lado, o de depleción de volumen por otro. Se buscarán soplos o roces.
- Abdomen: en primer lugar se descartará la presencia de globo vesical, se explorarán las fosas renales en busca de dolor que obligue a descartar la presencia de una obstrucción urinaria o un infarto renal. Se buscarán soplos que orientarán a la enfermedad isquémica renal, también se buscarán masas o en pacientes quirúrgicos distensión abdominal que puedan hacer pensar en un cuadro compartimental. Imprescindible el tacto rectal. Se valorará la necesidad de realizar un sondaje vesical.
- Extremidades: se observará la presencia de edema, isquemia, turgencia muscular (sospecha de rabdomiolisis) y artritis (enfermedad sistémica).
- Signos neuropsiquiátricos: relativamente frecuentes en la IRA. Incluyen desde signos de encefalopatía (confusión, somnolencia, estupor o convulsión) a signos focales como parálisis de algún nervio concreto o par craneal, como puede presentarse en las vasculitis o el LES. La alteración del estatus mental es común en las microangiopatías trombóticas o la enfermedad ateroembólica.

2.4.3   *Exploraciones complementarias*

- Analítica

  • Bioquímica. Se deberá analizar: urea, creatinina, glucosa, sodio, potasio, cloro, calcio, proteínas totales, CPK y AST. El diagnóstico del fracaso renal viene determinado por la elevación del nitrógeno ureico en sangre (BUN) o urea y la creatinina (el BUN equivale a la

Determinación	Prerrenal	Renal
Fracción excreción de Na (%) $$\frac{Na(o) \times Cr(p)}{Na(p) \times Cr(o)} \times 100$$	< 1	> 1
Na(o) (mEq/L)	< 10	> 20
Cr(o) / Cr(p)	> 40	< 20
Urea(o) / urea(p)	> 8	< 3
Urea / Cr en plasma	> 20/1	< 10-15/1
Densidad orina	> 1.018	< 1.012
Osmolaridad orina (mOsm / kg H_2O)	> 500	< 250

Tabla 2. Bioquímica.

urea/2,14). Es importante remarcar que la proporción de aumento de la urea respecto a la creatinina puede variar, considerablemente, de paciente a paciente. La proporción normal BUN/Cr de 10:1 se mantiene, habitualmente, en las causas intrínsecas de IRA, sin embargo, se eleva (> 20/1) en las condiciones prerrenales y, en algunos casos, de uropatía obstructiva. Asimismo, en pacientes con sangrado digestivo alto, también puede aumentar como consecuencia de la digestión de las proteínas de la sangre. Por otro lado, puede reducirse en el fallo hepático, malnutrición y rabdomiolisis, condiciones en que desciende la producción de urea, se incrementa la de creatinina o ambas. Estas determinaciones, con las de orina, son parte fundamental del diagnóstico diferencial del FRA (véase la tabla 2).

La hipofiltración y la lesión tubular conducen a hiperpotasemia, hipocalcemia e hiperfosforemia. La concentración de potasio se encuentra, frecuentemente, elevada por la hipofiltración, el descenso de la secreción tubular y, en algunos casos, por la liberación celular (rabdomiolisis). Puede observarse, sin embargo, hipopotasemia en el caso de una depleción de volumen severa (vómitos, diarreas o diuréticos). La hipocalcemia e hiperfosforemia son consecuencia, además, de la hipofiltración, de la hipovitaminosis D y el hiperparatiroidismo. La hipercalcemia se puede ver también en pacientes con mieloma, otros tumores o en la hipervitaminosis D.

Los métodos más comunes utilizados para estimar el FG en adultos son la Cr sérica, el aclaramiento de Cr en orina de 24 horas y las ecuaciones de estimación basados en la concentración de Cr:

el Cockroft-Gault y la ecuación MDRD (*modification of diet in renal disease*). No hay que olvidar que dado que las patologías renales agudas afectan a la función renal, la estimación del FG no tiene utilidad diagnóstica, pues sólo pueden utilizarse tanto la Cr como las ecuaciones de estimación en pacientes con FR estable. En cualquier caso, lo importante es diferenciar con la monitorización de la FR si ésta es estable o está cambiando.

Para la valoración del grado de FR se puede calcular el aclaramiento de creatinina (CCr), según la fórmula

$$CCr = \frac{Cr(o) \times v}{Cr(p)}$$

(donde Cr (o) es la Cr en orina en mg/dl, *v* el volumen de orina en 24 horas en ml y Cr (p) la Cr plasmática). Si no se dispone de orina, siendo consciente de sus limitaciones, se puede utilizar el cálculo con la fórmula de Cockroft, que hace una estimación del Ccr

$$CCr = \frac{(140 - edad) \times P}{Cr(p) \times 72}$$

donde P es el peso en kg y la edad en años (para la mujer, se multiplica el resultado por 0,85 por la menor masa muscular) o por MDRD abreviada:

$CCr = 186 \times Cr\ (mg/dl)/88,4^{-1,154} \times edad^{-0,203} \times (0,742$ si mujer o $1,2$ si raza negra)

- Hemograma. La anemia está, frecuentemente, asociada a la IRA. La anemia normocítica-normocrómica es el hallazgo habitual en la IRC, sin embargo, se pueden encontrar pistas del origen de fracaso renal en el análisis de la sangre periférica. Por ejemplo, la presencia de esquistocitos puede sugerir una púrpura trombótica trombocitopénica, un síndrome hemolítico-urémico o una hipertensión maligna. Una leucocitosis con desviación a la izquierda puede orientar a un proceso infeccioso sistémico que contribuya a la IRA.

- Orina. La medición de electrolitos en orina evalúa la integridad funcional de los túbulos renales. El test más informativo es la fracción de excreción de Na (FENa). Se debe realizar el análisis de iones, urea, creatinina, osmolaridad, densidad. Tanto la bioquímica como el sedimento son fundamentales en el diagnóstico diferencial de la etiología del FRA (véanse las tablas 2 y 3).

- Gasometría. Monitoriza la alteración de la capacidad de eliminación de la carga de ácido en el FRA.

- ECG. Constata la repercusión de diselectrolitemias, en general asociada a hiperpotasemia.
- Radiografía simple de abdomen. Despistaje de litiasis radioopaca, tamaño y silueta renales y tamaño prostático.
- Radiografía torácica. Índice cardiotorácico y sobrecarga de líquidos (insuficiencia cardíaca).
- Ecografía abdominal. Herramienta más útil, además de no invasiva, alta capacidad diagnóstica y reproducible al poder ayudar a diferenciar entre IRA e IRC, observando el tamaño renal por un lado y descartar los cuadros obstructivos en la IRA, por otro. Unos riñones pequeños (< 9 cm) y ecogénicos sugieren una enfermedad crónica; aunque unos riñones normales tampoco pueden excluirla. Por otro lado, el doppler puede detectar anomalías en el flujo asociadas a estenosis de la arteria renal o diagnosticar una trombosis renal.
- Gammagrafía. De escaso valor en el FRA, pero útil para diagnosticar la ausencia completa de flujo sanguíneo.

Patrón urinario	Enfermedad renal
– Hematuria con cilindros de hematíes, hematíes dismórficos, proteinuria o lipiduria.	– Glomerulonefritis o vasculitis.
– Cilindros granulosos y epiteliales.	– Necrosis tubular aguda.
– Piuria con leucocitaria y cilindros céreos con escasa o ninguna proteinuria.	– Enfermedad tubular, intersticial u obstructiva.
– Hematuria y piuria, sin cilindros o variables.	– Nefritis interisticial aguda, glomerulonefritis, vasculitis o infarto renal.
– Hematuria aislada.	– En función de la clínica.
– Piuria aislada.	– Infección. Piuria estéril sugiere TBC o enfermedad tubulointersticial.
– Escasas células, con escasos cilindros o sin ellos o con proteinuria normal o casi normal.	– Prerrenal, obstructiva, hipercalcemia, mieloma, vascular, obstructiva, tubulointersticial.

Tabla 3. Sedimento.

- Arteriografía. Diagnóstica de patología vascular, estenosis, ateroembolia, oclusión arterial o vasculitis como la porliarteritis nodosa y el Takayasu.
- Biopsia renal. Cuando la clínica, la analítica y el diagnóstico de imagen no son concluyentes, se considera la realización de la biopsia renal. Se contempla como *gold standard*, pero en la práctica clínica no se suele utilizar. Las dos indicaciones principales son la sospecha de una glomerulonefritis rápidamente progresiva, considerada una emergencia médica, dado el requerimiento de tratamiento precoz y la sospecha de rechazo tras el transplante renal.

2.5 *Manejo de las complicaciones*[1-9,14-17]

Las complicaciones que suelen presentarse en el FRA son las derivadas, por un lado, de la sobrecarga de volumen y alteraciones metabólicas (como la hiperpotasemia, hipocalcemia, hiperfosforemia, hiponatremia y acidosis metabólica) y, por otro lado, las producidas por la anemia o la trombopatía urémica.

2.5.1 *Hipervolemia*

La sobrecarga de volumen se puede corregir, habitualmente, con la restricción de sal y agua, así como con el uso de diuréticos. De hecho, no existe una pauta demostrada para el tratamiento diurético de rutina en el FRA, salvo la complicación de la hipervolemia. En caso de ser necesario, pueden llegar a utilizarse desde pautas iniciales de 20 mg / 4 horas a *bolus* de hasta 200 mg de furosemida o infusiones intravenosas continuas de hasta 40 mg/hora o con tratamiento tiazídico combinado. El tratamiento diurético debería retirarse ante la aparición de resistencia por el riesgo de ototoxicidad y plantear el tratamiento dialítico.

2.5.2 *Hiponatremia*

Asociada con la caída de la osmolaridad efectiva. Corregible con la restricción de volumen o su depleción.

2.5.3   Hipernatremia

Asociada a la deplección de volumen. Se trata con la administración de agua, soluciones salinas hipotónicas o hipotónicas con dextrosa.

2.5.4   Hiperpotasemia

Descartar inicialmente la hiperpotasemia ficticia: suero hemolizado, trombocitosis (> 1.000.000) y leucocitosis (> 100.000).

- Leve (< 5,5 mEq/L), podría manejarse, inicialmente, con restricción de potasio en la dieta y eliminación de los aportes de potasio, diuréticos ahorradores de potasio, IECAs, ARA II y nefrotóxicos.
- Moderada (5,5-6,5 mEq/L). En ausencia de repercusión clínica y en el ECG, se puede controlar, habitualmente, con la administración de resinas de intercambio iónico como el poliestirene sulfato sódico (15 a 30 g cada 4 horas) por boca o por enema. Los diuréticos del asa también incrementan la excreción de K.
- Severa (> 6,5 mEq/L) o K con niveles inferiores y repercusión clínica o electrocardiográfica. Valorar su remisión a urgencias. Medidas que hay que utilizar:

  - Insulina ev (10 uu de insulina rápida) y 50 g de glucosa (glucosado 10 a 50 %) provoca el desplazamiento intracelular del K en 30-60 minutos, beneficio que puede durar varias horas.
  - Bicarbonato sódico. 50 a 100 mEq ev en *bolus*, desplaza también el K dentro de la célula. Inicia su efecto en menos de 15 minutos y dura entre 1 y 2 horas. Vigilar riesgo de hipocalcemia.
  - Salbutamol (0,5 mg en 50-100 mL de fisiológico o dextrosa al 5 % a pasar en 10-15 minutos) o nebulizado (10-20 mg). Contraindicado en cardiopatía isquémica o trastornos del ritmo.
  - Gluconato cálcico (10 mL al 10 % ev en 5 minutos) antagoniza los efectos cardíacos o neuromusculares y proporciona una valiosa temporización mientras los otros agentes hipokaliemiantes hacen su efecto.
  - Precaución: el poliestireno sulfato sódico y el bicarbonato sódico son portadores de una carga de Na, por lo que debe tenerse en cuenta al utilizarlos en pacientes oligoanúricos a fin de evitar una sobrecarga de volumen.

- Diálisis. Indicada en el caso de hiperpotasemia resistente al manejo médico.

2.5.5 *Acidosis*

La acidosis metabólica no requiere tratamiento a menos que el bicarbonato sérico sea inferior a 15 mEg/L. Las acidosis más severas pueden ser corregidas de modo oral o endovenoso, ajustando la corrección en función del déficit. Debe tenerse en cuenta el requerimiento de monitorización de las posibles complicaciones de la administración de bicarbonato ev, incluyendo la alcalosis metabólica, hipocalcemia, hipopotasemia, sobrecarga de volumen o insuficiencia cardíaca. Se aconseja tratar cuando el pH es < 7,20. Un modo de calcular el déficit es *déficit CO_3H^- = 0,3 × kg de peso × exceso de base.* El resultado es la cantidad en mililitros de bicarbonato sódico 1 M (1 mEq/mL). De ella se administra la mitad en las primeras cuatro horas y se realiza un nuevo control. Si persiste < 7,20 se vuelve a recalcular, realizando la misma operación.

2.5.6 *Hiperfosforemia*

Puede controlarse, habitualmente, por restricción en la dieta o la administración oral de quelantes (hidróxido de aluminio, carbonato o acetato cálcico o sevelamer o carbonato de lantano), que reducen la absorción de fosfato del tracto gastrointestinal.

2.5.7 *Hipocalcemia*

Habitualmente no requiere tratamiento a menos que sea severa, como puede ocurrir en pacientes con rabdominolisis o pancreatitis o tras la administración de bicarbonato.

2.5.8 *Anemia*

Puede requerir trasfusiones o la administración de eritropoyetina humana recombinante en caso de ser severa. Si existe sangrado puede responder inicialmente a la desmopresina.

2.5.9 Ajuste de dosis de fármacos

Debe tenerse en cuenta siempre que cualquier medicación sea excretada por el riñón; deberá ajustarse en función del grado de deterioro renal.

2.5.10 Indicación de diálisis

Se plantea la diálisis en la IRA que presenta Cr > 10 mg/dL, urea > 260 mg/dL (BUN > 120 mg/dL), sobrecarga de volumen con insuficiencia cardíaca o HTA grave sin respuesta al tratamiento convencional, uremia sintomática (toxemia severa no atribuible a otra causa, alteraciones neurológicas, etcétera), hiperpotasemia o acidosis refractarias al manejo médico y pericarditis urémica.

3 Descompensación de la insuficiencia renal crónica

La insuficiencia renal crónica (IRC) se define como la disminución de la función renal expresada por un FG < 60 ml/min/1,73 m^2 o como la presencia de daño renal durante al menos tres meses y se clasifica en cinco estadios.[18] Para la estimación del FG se aconseja la fórmula del estudio MDRD, pudiendo utilizarse como alternativa la de Cockcroft-Gault,[19,20] ambas mencionadas anteriormente. Se han validado mejor que la Cr, para establecer los estadios de la IRC. A partir de aquí es fundamental establecer un estrecho control periódico para evitar la morbilidad asociada a la IRC avanzada.[21]

Recientemente, se ha establecido un documento de consenso entre las Sociedad de Medicina Familiar y Comunitaria y la Sociedad Española de Nefrología,[22] donde se establecen los criterios de derivación en función de el estadio de la IRC, la edad del paciente, la velocidad de progresión de la IR, el grado de albuminuria y la presencia de signos de alarma. De este consenso habría que destacar como criterios de derivación urgente/preferente los estadios 4 y 5, en función de la lista de espera. Por otro lado, los signos de alarma, que hay que tener en cuenta, serían la hematuria no urológica con proteinuria y el incremento de la Cr > 1 mg/dL en menos de un mes. Del mismo modo, se debe remitir de modo urgente al paciente con manifestaciones sistémicas como fiebre, malestar, artralgias o lesiones cutáneas que pedieran ser sugestivas de patología tipo vasculitis o clínica urémica.

BIBLIOGRAFÍA

1. Brady HR, Clarkson MR, Lieberthal W. Acute renal failure. En Brenner and Rectors, The Kidney. 6.ª ed. Philadelphia: W.B. Saunders Co., 2004.

2. Palevski PM, Definition of acute kidney injury. En UpToDate on line. V17.1. www.uptodate.com

3. Toto RD, Approach to the patient with kidney disease. En Brenner and Rectors, The kidney. 6.ª ed. Philadelphia: W.B. Saunders Co., 2004.

4. Liaño F, Tenorio MT. Fracaso renal agudo: conceptos y epidemiología, en Avendaño L, Nefrología clínica, 3.ª ed. Madrid: ed. Panamericana 2008.

5. Liaño F, Pascular J. Fracaso renal agudo: concepto, epidemiología y aspectos socioeconómicos. En Liaño F, fracaso renal agudo. Barcelona: ed. Masson, 2000.

6. Hou SH, Bushinsky DA, Wish JB *et al.* Hospital-acquired renal insufficiency: a prospective study. Am J Med 1983; 74 (2): 243-48.

7. Berdud I, Martín Malo A, Reyes C *et al.* Insuficiencia renal aguda en medicina de urgencias y emergencias. Guía diagnóstica y protocolos de actuación. 3.ª ed. Barcelona. Elselvier 2008.

8. Torras A. Insuficiencia renal aguda en protocolos del servicio de nefrología y trasplante renal del Hospital Clínic de Barcelona. Barcelona 2008.

9. Cantero MG, Herrera S, Fulladosa X. Insuficiencia renal aguda en Manual de consulta rápida de urgencias. 2.ª ed. Barcelona. Ed. Hospital de Bellvitge, 2008.

10. Ronco, C, Kellum, JA, Mehta, R. Acute dialysis quality initiative (ADQI). Nephrol Dial Transplant 2001; 16: 1555.

11. Bellomo R, Ronco C, Kellum JA *et al.* Acute renal failure-definition, outcome measures, animal models, fluid therapy and information technology needs: the Second International Consensus Conference of the Acute Dialysis Quality Initiative (ADQI) Group. Crit Care. 2004; 8(4): R204-12. Epub 2004 May 24.

12. Mehta RL, Kellum JA, Shah SV *et al.* Acute Kidney injury network: report of an initiative to improve outcomes in acute kidney injury. Crit Care. 2007; 11(2): R31.

13. Levin A, Warnock DG, Mehta RL *et al.* Improving outcomes from acute kidney injury: report of an initiative. Am J Kidney Dis 2007; 50: 1.

14. Cerdán MT. Hiperpotasemia en atención primaria. Jano 2002; 62: 31-33.

15. Wyatt J. Hiperkalaemia en Oxford Handbook of Emergency Medicine, 3.ª ed. New York. Oxford University Press 2006.

16. Velasco MV, Ferancez N, de la Cruz MJ. Hidroelectrolitos y trastornos del equilibrio ácido-base. En Guía práctica de urgencias y emergencias. Ed Aymon Solutions Spain SL 2008.

17. Guías de la Sociedad Española de Nefrología. Actuación en el fracaso renal agudo. Nefrología 2007; 27(suple 3).

18. K/DOQI Clinical practice guidelines for chronic kidney disease: evaluation, classification and stratification. Outcome quality initiative. Am J Kidney Dis 2002; 39(suppl 1): S1-266.

19. Levey AS, Bosch JP, Breyer-Lewis J *et al.* A more accurate method to estimate glomerular filtration rate from serum creatinine: a new prediction equation. Ann Intern Med 1999; 130: 461-70.

20. Cockcroft DW, Gault MH. Prediction of creatinine clearence from serum creatinine. Nephron 1976; 16: 31-41.

21. GO AS, Chertow GM, Fan D *et al.* Chronic kidney disease and the risks of death, cardiovascular events and hospitalization. New Engl J Med 2004; 351: 1296-305.

22. Alcázar R, Egocheaga MI, Orte L *et al.* Documento de consenso SEN-semFYC sobre la enfermedad renal crónica. Nefrología 2008; 28(3): 273-82.

Capítulo 16
La nefrología en la práctica diaria

Dr. A. Martínez Castelao, Dra. F. Calero González-Nicolás

1 Introducción

La enfermedad renal crónica (ERC) se define como la disminución de la función renal, expresada por un filtrado glomerular (FG) < 60 ml/min/1,73 m^2 o como la presencia de daño renal de forma persistente (proteinuria, alteraciones en el sedimento de orina o en las pruebas de imagen renal) durante al menos tres meses.[1] La ERC está reconocida como un problema mundial de salud pública,[2] pues estudios recientes muestran que afecta aproximadamente al 10 % de la población. En el año 2006 la Sociedad Internacional de Nefrología decidió alertar sobre este problema a profesionales, gestores sanitarios, pacientes, así como a la población general mediante la celebración de una jornada anual, que desde entonces viene realizándose en el mes de marzo, el Día Mundial del Riñón, en el que se transmite el mensaje de que la ERC es frecuente, muchas veces oculta, muy dañina y, potencialmente ,tratable.[3]

La importancia social, sanitaria y económica de la ERC se conoce, solamente, por el impacto del tratamiento sustitutivo de la función renal (diálisis o trasplante). Sin embargo, la mayoría de los pacientes con ERC no llegarán a este estadio final, debido a la elevada mortalidad CV.[4-6]

En octubre de 2006, la organización KDIGO (Kidney Disease: Improving Global Outcomes) publicó un documento en el que se recomiendan una serie de acciones que deberían ponerse en marcha en todos los países para enfrentarse de forma racional al problema de la ERC. Entre otros consejos proponía que los gobiernos adopten una política de salud frente a la ERC, favoreciendo, conjuntamente con organizaciones no gubernamentales y la industria (a nivel regional, nacional e internacional), la incorporación de la ERC a las agendas de salud pública. También aconsejan el apoyo a la financiación de los programas de detección precoz y seguimiento de la ERC que incluyan prevalencia, incidencia, evolución, cuidados y educación.

Por tanto, debe potenciarse una estrategia de salud renal que permita concienciar a los profesionales, a los pacientes y a la población general sobre la importancia de controlar la función renal, dadas las implicaciones terapéuticas y pronósticas que implica una detección de la ERC en fases precoces.

2 Función renal. Métodos de estudio y estimaciones mediante fórmulas

La función renal viene definida por el filtrado glomerular (FG), cuyos niveles normales se encuentran entre 90 y 120 ml/min/1,73 m^2. La determinación exacta del filtrado glomerular se realiza mediante métodos isotópicos que no pueden realizarse de forma seriada, en la práctica clínica diaria. Por ello, resulta muy útil estimar el FG mediante ecuaciones basadas en la creatinina sérica y algunas variables demográficas que son más precisas que aquélla o que el aclaramiento de creatinina obtenido en orina de 24 horas. Estas ecuaciones se correlacionan muy bien con el FG, especialmente, cuando es inferior a 60 ml/min/1,73 m^2. Entre más de cuarenta ecuaciones de estimación del FG publicadas, las más conocidas y validadas son la ecuación de Cockcroft-Gault y la ecuación del estudio MDRD (*modification of diet in renal disease*)

La Sociedad Española de Química Clínica y la Sociedad Española de Nefrología publicaron en 2006 un documento de consenso que proporciona algunas recomendaciones para el cálculo del FG.[7] Entre estas recomendaciones deben destacarse:

- La estimación del FG es el mejor índice para evaluar la función renal.
- El FG debe ser estimado a partir de ecuaciones que tengan en cuenta la concentración sérica de creatinina. Se recomienda la utilización de la ecuación MDRD-4.
- En los informes del laboratorio clínico, la determinación de creatinina sérica debe acompañarse de una estimación del filtrado glomerular, obtenido a partir de ecuaciones de estimación.
- Los valores de filtrado glomerular superiores a 60 mL/min/1,73 m^2 deben ser informados como > 60 mL/min/1,73 m^2.
- Los valores de filtrado glomerular estimado, inferiores o iguales a 60 mL/min/1,73 m^2 deben expresarse con el valor numérico calculado a partir de la ecuación de estimación.

MDRD-4
– FG estimado = 186 × (Crs, en mg/dL)$^{-1,154}$ × (edad)$^{-0,203}$ × (0,742 si mujer) × (1,210 si de raza negra)
MDRD-4 IDMS (laboratorios con trazabilidad respecto a IDMS)
– FG estimado = 175 × (Crs, en mg/dL)$^{-1,154}$ × (edad)$^{-0,203}$ × (0,742 si mujer) × (1,210 si de raza negra)

Tabla 1. Ecuación recomendada para estimar el filtrado glomerular.

Todas estas fórmulas presentan una importante limitación, como es la falta de estandarización de los métodos de medida de la creatinina y los diferentes grados de inexactitud, imprecisión y susceptibilidad a interferencias de los mismos. Esto hace que haya una importante variabilidad interlaboratorio en los resultados de la concentración de creatinina sérica con diferencias clínicamente significativas en las estimaciones del FG; especialmente, con FG superiores a 60 mL/min/1,73 ^{m2}. Por ello, es aconsejable cuando se utilicen métodos con trazabilidad respecto a IDMS, aplicar la denominada ecuación MDRD-IDMS. Para métodos sin trazabilidad respecto al método de referencia, deberá emplearse la ecuación MDRD-4[8] (véase la tabla 1).

Hay una serie de situaciones clínicas en las que la estimación del FG mediante una ecuación es menos precisa, ya que tales situaciones suponen una alteración de la masa corporal u otras circunstancias no estándares, como son:

Estadio	FG (ml/min/1,73 m^2)	Descripción
1	≥ 90	Daño renal con FG normal
2	60-89	Daño renal, ligero descenso del FG
*3a	45-59	Descenso moderado del FG
*3b	30-44	Descenso moderado del FG
4	15-29	Descenso grave del FG
5	< 15 o diálisis	Prediálisis/diálisis

Tabla 2. Clasificación de la enfermedad renal crónica (ERC).
La subdivisión del estadio 3 en dos subestadios no aparece en la clasificación original de la NKF y de la KDIGO. Se aconseja incluir el sufijo «p» en caso de proteinuria significativa (proteinuria/creatininuria > 1 mg/mg). Ejemplo: estadio 4p.

- Individuos con peso corporal extremo: índice de masa corporal < 19 kg/m^2 o > 35 kg/m^2.
- Individuos que siguen dietas especiales (vegetarianos estrictos, suplementos de creatinina o creatina) o con malnutrición.
- Individuos con alteraciones de la masa muscular (amputaciones, pérdida de masa muscular, enfermedades musculares o parálisis).
- Enfermedad hepática grave, edema generalizado o ascitis.
- Mujeres embarazadas.
- Casos de fracaso renal agudo o de empeoramiento transitorio de la función renal en pacientes con ERC.

En otros casos, esta medición no es suficientemente precisa:

- Estudio de potenciales donantes de riñón.
- Ajuste de dosis de fármacos con elevada toxicidad y de eliminación por vía renal (aminoglicósidos, quimioterápicos).

3   Clasificación de la enfermedad renal crónica

La clasificación de la ERC más utilizada es la propuesta por la National Kidney Foundation (NKF) e incluye cinco estadios (véase la tabla 2).[1] Esta clasificación del año 2002 tiene limitaciones, por lo que se han propuesto dos modificaciones a la misma (véase la tabla 2) que permiten identificar mejor los pacientes con riesgo de progresión. La primera es subdividir el estadio 3 en los estadios 3a (FG 45-59 ml/min) y 3b (FG 30-44 ml/min), ya que el riesgo de progresión y de complicaciones cardiovasculares es distinto en estos dos subestadios. La segunda es incluir la presencia o ausencia de proteinuria significativa (cociente proteínas/creatinina en muestra simple de orina > 1 mg/mg), pues la proteinuria es el principal factor de progresión de la ERC.[8-9]

Cabe remarcar que el médico de atención primaria puede detectar la ERC en los estadios 1 o 2, cuando la enfermedad aún está incipiente y puede manifestarse por microalbuminuria, proteinuria, hematuria o alteraciones del sedimento urinario.

En dichos estadios el papel del médico de AP es fundamental para hacer un buen cribado de la ERC, con una adecuada derivación del paciente a la atención especializada en el momento oportuno.

4 La enfermedad renal crónica en España. Datos de los estudios EPIRCE y EROCAP

La Sociedad Española de Nefrología, a través de la Acción Estratégica de la S.E.N., ha puesto en marcha una serie de estudios epidemiológicos, algunos ya finalizados, que han permitido definir con claridad la realidad de la ERC en España y su importancia tanto en el medio ambulatorio como en el hospitalario.[10]

El EPIRCE (Epidemiología de la enfermedad renal crónica en España) es un estudio transversal y descriptivo de una cohorte de población de edad igual o superior a 18 años, de toda España, seleccionada al azar a través del Instituto Nacional de Estadística. Se han incluido 2.746 pacientes. Los resultados han revelado que el 9,16 % de la población española presenta ERC, estadio 1 (0,99 %): estadio 2 (1,34 %); estadio 3 (3a: 5,45 %; 3b: 1,08 %); estadio 4 (0,27 %); estadio 5 (0,03 %). El 21,7 % de las personas con edad superior o igual a sesenta y cinco años tienen insuficiencia renal (ERC E 3-5). En conjunto, un 6,8 % de la población presenta insuficiencia renal con FG < 60 ml/min.

Estos datos han sido confirmados y matizados por otros estudios, como el estudio EROCAP (Enfermedad renal oculta en centros de atención primaria),[13] realizado en población asistida en centros de atención primaria, seleccionando los dos primeros pacientes que acudieron al centro en tres días consecutivos. Se incluyeron 7.209 pacientes, siendo la prevalencia de ERC 3-5 del 21,3 %. En mayores de setenta años esta prevalencia aumentó a 33,7 %. Cabe destacar que de los pacientes con FG < 60 ml/min), el 37,3 % tenían cifras de creatinina sérica en el rango de la normalidad (enfermedad renal oculta). Este problema se detectó, principalmente, en mujeres.

La prevalencia de insuficiencia renal aumenta, progresivamente, con el envejecimiento (22 % en mayores de sesenta y cuatro años, 40 % en mayores de ochenta años) y con otras patologías como la diabetes tipo 2, la hipertensión arterial y la arteriosclerosis. La mayoría de estos pacientes con insuficiencia renal están sin diagnosticar, sobre todo las mujeres, en las que se hace muy patente la ineficiencia de los métodos tradicionales de medición de la función renal (creatinina sérica). Se trata de pacientes con un riesgo vascular elevado, con una importante morbimortalidad en el seguimiento y, generalmente, remitidos de forma tardía a las unidades de nefrología.

5   Importancia de la detección precoz de la ERC

En la actualidad, cerca de 50.000 pacientes están en tratamiento renal sustitutivo en España, la mitad en diálisis y el resto con un trasplante renal funcionante. Este número aumenta un 4 % cada año, lo que implica un elevadísimo coste social y económico.

Sin embargo, parece evidente que no todos los pacientes con ERC evolucionarán hasta precisar diálisis o trasplante. Muchos de ellos fallecerán por causas vasculares antes de llegar al tratamiento renal sustitutivo.[4-5] La identificación precoz de estos pacientes permite mejorar la morbimortalidad a largo plazo y disminuye los costes tanto para el paciente como para el sistema sanitario.

Algunos pacientes, sobre todo los ancianos, pueden no llegar a los estadios más avanzados si son debidamente manejados desde el punto de vista integral y farmacológico, evitando la yatrogenia medicamentosa.

Un metaanálisis reciente analiza la mortalidad y las hospitalizaciones de los pacientes con ERC avanzada, remitidos de forma precoz o tardía a las unidades de nefrología, e incluye 12.749 pacientes. Ha mostrado un mayor riesgo de mortalidad (RR: 1,99) y más días de hospitalización (doce jornadas de media) en los pacientes remitidos de forma tardía.[14]

Por ello, es preciso identificar a la población en riesgo de desarrollar ERC y que podría beneficiarse de un cribado mediante sencillas pruebas analíticas. Para la realización de esta tarea resulta imprescindible la actuación del médico de atención primaria.

La población en riesgo incluye a las personas mayores de cincuenta y cinco años y a pacientes hipertensos, diabéticos o con un episodio cardiovascular; así como a familiares de pacientes renales. Existen algunas experiencias de programas de cribado, tanto en población general como en población seleccionada, si bien falta por decidir cuál es el programa más eficiente, teniendo en cuenta los recursos sanitarios disponibles y las características de la población que hay que evaluar.

Un estudio en población americana sin hipertensión o diabetes ha mostrado que el cribado es coste efectivo a partir de los sesenta años (53.372 € por QALY salvado). En hipertensos el coste efectividad es muy superior, incluso si el estudio se hace a partir de los treinta años de edad (26.320 € por QALY salvado). En el programa de detección de albuminuria de toda la población holandesa, el coste calculado fue de 16.700 € por año de vida ganado.[13-15]

Lo que sí parece claro es que deben establecerse iniciativas que aumenten el grado de alerta de los facultativos y de la población general sobre la frecuencia de la ERC y la importancia de la detección precoz de la misma.

6 Enfermedad renal crónica y riesgo vascular

La ERC es un factor de riesgo vascular independiente. Entre los pacientes con ERC progresiva es mayor el porcentaje que fallece de complicaciones cardiovasculares, que los que llegan a TSR. Es un factor tratable y, potencialmente, prevenible. Además, la presencia de ERC complica la evolución de cualquier evento vascular.

La mortalidad cardiovascular de los pacientes en diálisis es 500 veces superior a la de la población con función renal normal. El estudio Framminghan demostró que la existencia de insuficiencia renal leve (Crs: 1,4-3,0 mg/dL) se asociaba a un mayor riesgo vascular.[18] Go *et al.* en un estudio en California con más de 1,1 millón de adultos, estudiaron la relación entre el FG medido por MDRD y el riesgo de mortalidad, eventos cardiovasculares y hospitalización.[4] El estudio mostró un claro incremento del riesgo de cualquiera de estos tres eventos a medida que disminuye el FG. Así, el riesgo de mortalidad o evento cardiovascular fue de 1,2 y 1,4 en la ERC E-3a; 1,8 y 2,0 en la ERC E-3b; 3,2 y 2,8 en la ERC E-4 y 5,9 y 3,4 en la ERC E-5, respectivamente.

La albuminuria, independientemente del filtrado glomerular, se ha demostrado como otro importante factor de riesgo cardiovascular.[17]

El paciente con ERC debe considerarse como de alto riesgo vascular, y así lo reconocen las últimas guías para el manejo de la hipertensión arterial de la European Society of Hypertenson y la European Society of Cardiology.[20] Dicho riesgo vascular puede ser modificado mediante la intervención precoz sobre los mecanismos de progresión de la enfermedad renal y con un adecuado control con objetivos terapéuticos más estrictos en la hipertensión arterial y en la dislipemia, entre otros.

7 Fármacos y enfermedad renal crónica. Importancia de la yatrogenia

En la clínica diaria, es muy habitual la prescripción de fármacos de eliminación renal, sin conocer el FG del paciente y, por consiguiente, sin ajustar la dosis de los mismos; ello genera riesgos de efectos secundarios por sobredosificación.

Por otra parte, hay fármacos nefrotóxicos que deben evitarse en la insuficiencia renal. La utilización generalizada del FG estimado mediante fórmulas ofrece al clínico un método simple para identificar y estratificar a los pacientes con ERC y, al mismo tiempo, decidir la prescripción terapéutica más adecuada. Ello se hace especialmente trascendente en la población mayor de sesenta y cinco años que, por otra parte, es la más polimedicada.

El médico de atención primaria ha de estar muy vigilante para evitar la yatrogenia derivada del tratamiento con IECAs, ARA II, AINEs, diuréticos distales, algunos hipoglucemiantes orales y el uso de contrastes yodados, entre otros.

La población de edad avanzada y los pacientes con factores de riesgo asociados (diabetes, HTA o patología cardiovascular concomitante) son especialmente susceptibles a la yatrogenia secundaria al empleo de estos fármacos.

8   Importancia de la enfermedad renal crónica en la población anciana

Los estudios epidemiológicos han mostrado una clara relación entre la reducción del FG y la edad. Hasta los setenta y cinco años existe un riesgo de mortalidad aumentado a medida que disminuye el filtrado glomerular por debajo de 60 ml/min, a partir de dicha edad, el riesgo puede hacerse significativo sólo por debajo de los 45 ml/min (ERC E 3b).[23]

En el momento actual, no hay suficiente evidencia como para afirmar que una persona mayor de setenta años, con un FG inferior a 60 ml/min, sin albuminuria o alteraciones persistentes en el sedimento de orina, tenga una enfermedad renal pero sí que presenta riesgo de yatrogenia por el uso de fármacos a dosis inadecuadas para su función renal.

8.1   *Acciones con atención primaria*

Un adecuado programa de salud renal debe contemplar el control de la presión arterial, un sencillo análisis de sangre (creatinina y estimación del FG) y un análisis de proteinuria en muestra simple de orina matutina (cociente albúmina/creatinina).[24]

La detección y confirmación de la existencia de ERC requiere un seguimiento por el médico de atención primaria y del especialista en nefrología cuando sea necesario, así como la instauración de medidas higienicodietéticas, consejo sobre medicamentos y medidas farmacológicas para la prevención cardiovascular y para la enfermedad renal.

Por todo ello, es imprescindible que la vigilancia de la salud renal sea coordinada por los médicos de atención primaria y por los servicios de nefrología presentes en las diferentes comunidades autónomas (CCAA).

Creemos muy importante seguir las recomendaciones del documento de consenso SEN-SEMFYC,[22] cuyo resumen se presenta al final del capítulo.

Esta coordinación debe incluir a la enfermería de los centros de atención primaria, que es el estamento más adecuado para la educación integral del paciente, y debe incluir aspectos relacionados con las normas de un adecuado estilo de vida y alimentación, así como aspectos relacionados con el cumplimiento terapéutico.

Los programas de coordinación deben establecerse entre los nefrólogos y los equipos de atención primaria, ya que son estos últimos los que pueden efectuar el diagnóstico precoz de la ERC. No obstante, la creación de programas coordinados de atención a la ERC requiere la participación de equipos multidisciplinares y el soporte de las autoridades sanitarias.

En un artículo reciente[25] sobre cuál sería el abordaje integrado de los cuidados prestados a los pacientes con enfermedades crónicas complejas, se enfatiza la coordinación entre los diferentes agentes que intervienen en el seguimiento de la enfermedad; para la ERC, los problemas más importantes que se identifican como objetivo de mejora son: el diagnóstico tardío, la falta de concienciación de la enfermedad por los no nefrólogos, la fragmentación de la atención, la remisión tardía, el nihilismo terapéutico en la progresión de la enfermedad y en las complicaciones, así como el inicio abrupto del tratamiento sustitutivo.

Los objetivos principales de los programas de gestión de enfermedades crónicas (GEC) serían: el diagnóstico y manejo precoz de la ERC y sus complicaciones; ralentizar la progresión; tratar adecuadamente las condiciones comórbidas, y suavizar la transición hacia la terapia sustitutiva, además de reducir los costes.

Se adjuntan en la tabla 3 los componentes de un programa de GEC para la ERC. Se otorga un papel importante a la evaluación de la efecti-

- Identificación de pacientes según códigos de clasificación de enfermedades
- Responsable del programa con experiencia clínica
- Un nefrólogo con participación activa
- Tecnologías de la información para proveer material educacional, recogida de datos y evaluación de resultados, comunicación en tiempo real de los miembros del equipo.
- Enfermera entrenada en ERC para labores de coordinación, enlace, contacto con pacientes
- Otros miembros del equipo: dietistas, farmacólogos

Tabla 3. Componentes de un programa de gestión estratégica (GEC) para la Enfermedad Renal Crónica. Adaptado de Rastogi et al.[25]

vidad del programa aplicando indicadores clínicos, medidas de calidad de vida y de costes, así como utilización de los servicios de salud.

La ERC es una enfermedad crónica más compleja que otras, ya que cursa de forma silente y necesita ser identificada de forma activa a través de test de laboratorio; asimismo, los planes de salud están enfocados a otras enfermedades como la diabetes, la enfermedad coronaria, etcétera.

Aún queda mucho trabajo por hacer. No se dispone de registros de la población en riesgo de desarrollar ERC ni de la población con ERC. Para ello se necesitan sistemas de codificación específicos para la ERC, actualizados y validados a nivel internacional.

Otro aspecto pendiente de debatir es la adaptación de guías y documentos de consenso a cada territorio, fomentando su difusión y aplicación con posterior evaluación continuada de su cumplimiento.

La informatización de la historia clínica sigue siendo una asignatura pendiente, así como la compatibilidad de sistemas informáticos entre hospitales o entre niveles asistenciales, lo que dificulta, enormemente, la posibilidad de compartir la información clínica. Se requiere, por tanto, una importante inversión en soporte informático.

La formación continuada en atención primaria debe aportar instrumentos que permitan el manejo conjunto de los pacientes, basándose en programas para gestión coordinada, ya existentes en otras patologías crónicas prevalentes.

Criterios de derivación del paciente desde Atención Primaria a Nefrología. Resumen del Documento de Consenso SEN-SEMYC

– Los grupos de pacientes en riesgo de desarrollar ERC y a los que se debe efectuar cribado son: mayores de 60 años; hipertensos; diabéticos; con enfermedad cardiovascular; familiares de pacientes con insuficiencia renal (fuerza de recomendación, B). El cribado consiste en evaluar el FG y la albuminuria al menos una vez al año.

– Para la estimación del FG recomendamos la fórmula del estudio MDRD. Como alternativa puede utilizarse la fórmula de Cockcroft-Gault. Las ecuaciones predictivas aconsejan dar el resultado numérico sólo si el FG es inferior a 60 ml/min.

– La excreción urinaria de proteínas debe valorarse de modo preferente como el cociente albúmina/creatinina en muestra aislada de orina (normal < 30 mg/g), preferiblemente, en la primera orina de la mañana. Este cociente representa una buena estimación de la proteinuria y evita utilizar la recogida de orina de 24 horas (fuerza de recomendación, A).

– La ERC representa un factor de riesgo vascular independiente y aditivo. El riesgo de morbimortalidad cardiovascular aumenta con el estadio evolutivo de la ERC y es muy superior al riesgo de progresión a insuficiencia renal avanzada. Por tanto, es recomendable su detección y control en el contexto de la valoración y manejo global del riesgo vascular (fuerza de recomendación, A).

– En el abordaje global del paciente con ERC debe ponerse especial atención en el control de factores de riesgo vascular clásicos (fuerza de recomendación, B). Los objetivos terapéuticos son:

  • Cifras de PA < 130/80 mmHg; éstas deberían ser 125/75 mmHg si el cociente albuminuria/creatininuria es > 500 mg/g
  • Reducción de la proteinuria (con el objetivo de conseguir un cociente albúmina/creatinina en orina < 300 mg/g) con IECA o ARA II
  • Control de dislipemia: LDL < 100 mg/dL, HDL > 40 mg/dL
  • Control de diabetes: HbA1c < 7 %

– En el abordaje global del paciente con ERC 3-5 (insuficiencia renal) debe ponerse, además, especial atención en evitar la yatrogenia (fuerza de recomendación, A):

  • Ajustando los fármacos al FG, especialmente en ancianos
  • Evitando, en la medida de lo posible, la utilización de AINEs
  • Usando con precaución la metformina y los antidiabéticos orales de eliminación renal (la mayoría), así como evitando su uso con FG < 30 ml/min
  • Evitando la asociación no controlada de fármacos que retienen potasio: IECAs, ARA II, diuréticos ahorradores de potasio, AINEs, betabloqueantes

Continúa en pág. siguiente

Viene de pág. anterior

- La derivación a nefrología se hará teniendo en cuenta el estadio de la ERC, la edad del paciente, la velocidad de progresión de la insuficiencia renal, el grado de albuminuria y la presencia o aparición de signos de alarma (fuerza de recomendación, C). En líneas generales:

  - Edad > 70 años, ERC estadios 1-3 estable (FG > 30 ml/min) y albuminuria < 500 mg/g, pueden seguirse en atención primaria, siempre que se mantenga un adecuado control de la PA y del resto de factores de riesgo vascular
  - Edad < 70 años
    - FG > 45 ml/min: remitir si albuminuria creciente o cociente albúmica/creatinina en orina > 500 mg/g o complicaciones (anemia: Hb < 11 g/dL tras corregir ferropenia o imposibilidad de controlar factores de riesgo vascular, como HTA refractaria)
    - FG < 45 ml/min: remisión a nefrología. Seguimiento conjunto o, en casos seleccionados, por atención primaria
  - Estadios 4-5: remitir a nefrología en todos los casos
  - Signos de alarma: hematuria no urológica asociada a proteinuria, incremento de la creatinina sérica > 1 mg/dL en menos de un mes

- En cada área de salud debe protocolizarse el seguimiento conjunto entre atención primaria y nefrología, con unos objetivos que se cumplirán en función del estadio de ERC (fuerza de recomendación, C).

BIBLIOGRAFÍA

1. National Kidney Foundation. K/DOQI clinical practice guidelines for chronic kidney disease: evaluation, classification and stratification. Am J Kidney Dis 2002; 39 (supl 1): S46-S75.

2. Levey AS, Atkins R, Coresh J *et al.* Chronic kidney disease as a global public health-problem approaches and initiatives-a position statement from kidney disease improving global outcomes. Kidney Int 2007; 72: 247-59.

3. Shah SV, Feehally J. World Kidney Day Steering Committee. The Third World Kidney Day: looking back and thinking forward. Clin J Am Soc Nephrol 2008; 3: 309-11.

4. Go AS, Chertow GM, Fan D *et al.* Chronic kidney disease and the risks of death, cardiovascular events, and hospitalization. N Eng J Med 2004; 351: 1296-305.

5. Keith DS, Nichols GA, Gullion CM *et al.* Longitudinal follow-up and outcomes among a population with chronic kidney disease in a large managed care organization. Arch Intern Med 2004; 164: 659-63.

6. Brosius FC III, Hostetter TH, Kelepouris E *et al.* detection of chronic kidney disease in patients with or at increased risk of cardiovascular disease: a science advisory from the American Heart Association Kidney and Cardiovascular Disease Council; the Councils on High Blood Pressure Research, Car-

diovascular Disease in the Young, and Epidemiology and Prevention; and the Quality of Care and Outcomes Research Interdisciplinary Working Group: developed in collaboration with The National Kidney Foundation. Circulation 2006; 114: 1083-087.

7. Gracia S, Montañés R, Bover J *et al.* Recomendaciones sobre la utilización de ecuaciones para la estimación del filtrado glomerular en adultos. Nefrología 2006; 26: 658-65.

8. Levey AS, Coresh J, Greene T *et al.* Expressing the modification of diet in renal disease study equation for estimating glomerular filtration rate with standardized serum creatinina values. Clin Chem 2007; 53: 766-72.

9. Archibald G, Barlett W, Brown A *et al.* UK consensus conference on early chronic kidney disease-6 and 7 february 2007. Nephrol Dial Transplant 2007; 22: 2455-457.

10. Menon V, Wang X, Sarnak MJ *et al.* Long-term outcomes in nondiabetic chronic kidney disease. Kidney Int 2008; 73: 1310-315.

11. Lorenzo V. Consulta de enfermedad renal crónica avanzada. Experiencia de 12 años. Nefrología 2007; 27: 425-33.

12. Alcázar R, De Francisco ALM. Acción estratégica de la SEN frente a la enfermedad renal crónica. Nefrología 2006; 26:1-4.

13. De Francisco ALM, De la Cruz JJ, Cases A *et al.* Prevalencia e insuficiencia renal en centros de atención primaria de España. Estudio EROCAP. Nefrología 2007; 27: 300-12.

14. Chan MR, Dall AT, Fletcher KE *et al.* Outcomes in patients with chronic kidney disease referred late to nephrologists: a meta-analysis Am J Med 2007; 120: 1063-070.

15. Klebe B, Irving J, Stevens PE *et al.* The cost of implementing UK guidelines for the management of chronic kidney disease. Nephrol Dial Transplant 2007; 22: 2504-512.

16. Jaar BG, Rasha K, Plantinga L *et al.* Principles of screening for chronic kidney disease. Clin J Am Soc Nephrol 2008; 3: 601-09.

17. De Jong PE, Van der Velde M, Gansevoort RT *et al.* Screening for chronic kidney disease: Where does Europe go? Clin J Am Soc Nephrol 2008; 3: 616-23.

18. Parikh NI, Hwang SJ. Larson MG, Levy D, Fox CS. Chroic kidney disease as a predictor of cardiovascular disease (from the Framingham Heart Study). Am J Cardiol 2008; 102: 47-53.

19. Weir MR. Microalbuminuria and cardiovascular disease. Clin J Am Soc Nephrol 2007; 2: 581-90

20. Mancia G, De Backer G, Dominiczak A *et al.* 2007 guidelines for the management of arterial hypertension: The task force for the management of arterial hypertension of The European Society of Hypertension (ESH) and of The European Society of Cardiology (ESC). Eur Heart J 2007; 28: 1462-536.

21. Kurella M, Bennett WM, Chertow GM. Analgesia in patients with ESRD: A review of available evidence. Am J Kidney Dis 2003; 42: 217-28.

22. Robles NR, Alcázar R, González-Albarrán O *et al.* Manejo práctico de antidiabéticos orales en pacientes con enfermedad renal. Nefrología 2006; 26: 538-58.

23. Raymond NT, Zehnder D, Smith SC *et al.* Elevated relative mortality risk with mild-to-moderate chronic kidney disease decreases with age. Nephrol Dial Transplant 2007; 22: 3214-220.

24. Alcázar R, Egocheaga I, Orte L *et al.* Documento de consenso SEN-SEMFYC sobre enfermedad renal crónica. Nefrología 2008; 28 (3): 272-82.

25. Anjay Rastogi, Ariel Linden, and Allen R. Nissenson: Disease management in chronic kidney disease. Advances in chronic kidney disease 2008; 15 (1): 19-28.

NOMBRE DEL MEDICAMENTO Co-Vals 320 mg/12,5 mg comprimidos recubiertos con película **COMPOSICIÓN CUALITATIVA Y CUANTITATIVA** Un comprimido recubierto con película contiene 320 mg de valsartán y 12,5 mg de hidroclorotiazida. Para consultar la lista completa de excipientes, ver "Lista de excipientes". **FORMA FARMACÉUTICA** Comprimidos recubiertos con película. Comprimidos recubiertos con película, de color rosa, ovalados con los bordes biselados, con la marca "NVR" en una cara y "HIL" en la cara contraria. **DATOS CLÍNICOS** <u>Indicaciones terapéuticas</u> Tratamiento de la hipertensión esencial. La combinación de dosis fija Co-Vals 320 mg/12,5 mg (320 mg de valsartán/12,5 mg de hidroclorotiazida) está indicada en pacientes cuya presión arterial no está adecuadamente controlada con valsartán en monoterapia. <u>**Posología y forma de administración**</u> La dosis recomendada de Co-Vals 320 mg/12,5 mg es un comprimido recubierto con película al día. Se recomienda el ajuste individual de la dosis de los monocomponentes. Se puede considerar un cambio directo de la monoterapia a la combinación fija en aquellos casos en los que se considere clínicamente adecuado. Co-Vals 320 mg/12,5 mg puede administrarse en pacientes cuya presión arterial no está adecuadamente controlada con valsartán en 320 mg de valsartán en monoterapia tras 4-8 semanas. El efecto antihipertensivo máximo de Co-Vals 320 mg/12,5 mg se observa a las 4 - 8 semanas. Co-Vals 320 mg/12,5 mg puede administrarse independientemente de las comidas y debe administrarse con líquido. **Insuficiencia renal** No se requiere ningún ajuste posológico en los pacientes con insuficiencia renal leve a moderada (aclaramiento de creatinina ≥30 ml/min). **Insuficiencia hepática** En pacientes con insuficiencia hepática leve a moderada sin colestasis la dosis de valsartán no debe exceder los 80 mg. Por ello, no debe utilizarse Co-Vals 320 mg/12,5 mg en estos pacientes. **Pacientes de edad avanzada** Co-Vals 320 mg/12,5 mg puede utilizarse independientemente de la edad del paciente. **Niños y adolescentes (< 18 años)** Co-Vals 320 mg/12,5 mg no está recomendado para su uso en niños menores de 18 años debido a la ausencia de datos de seguridad y eficacia. <u>**Contraindicaciones**</u> Hipersensibilidad a valsartán, a hidroclorotiazida, a otros medicamentos derivados de la sulfonamida o a alguno de los excipientes. Segundo y tercer trimestre del embarazo y lactancia (ver "Advertencias y precauciones especiales de empleo" y "Embarazo y lactancia"). Insuficiencia hepática grave, cirrosis biliar y colestasis. Insuficiencia renal grave (aclaramiento de creatinina <30 ml/min), anuria y pacientes sometidos a diálisis. Hipopotasemia refractaria, hiponatremia, hipercalcemia e hiperuricemia sintomática. <u>**Advertencias y precauciones especiales de empleo**</u> **Alteraciones de las concentraciones séricas de electrólitos** El uso concomitante de suplementos de potasio, diuréticos ahorradores de potasio, sustitutos de la sal que contengan potasio u otros medicamentos que puedan aumentar los niveles séricos de potasio (heparina, etc.) deberá realizarse con precaución. Se han observado casos de hipopotasemia durante el tratamiento con diuréticos tiazídicos, incluyendo hidroclorotiazida. Se recomienda monitorizar con frecuencia los niveles séricos de potasio. El tratamiento con diuréticos tiazídicos se ha asociado con hiponatremia y alcalosis hipoclorémica. Las tiazidas, incluyendo la hidroclorotiazida, aumentan la excreción urinaria de magnesio, lo que puede conducir a una hipomagnesemia. La excreción de calcio disminuye con los diuréticos tiazídicos, lo que puede dar lugar a hipercalcemia. Se deberá llevar a cabo una determinación periódica de las concentraciones séricas de electrolitos a intervalos apropiados. **Pacientes con depleción de sodio y/o de volumen** En los pacientes que reciben diuréticos tiazídicos, incluyendo hidroclorotiazida, debe observarse si aparecen signos clínicos de desequilibrio de líquidos o electrolitos. Los signos que indican desequilibrio de líquidos o electrolitos son sequedad de boca, sed, debilidad, letargia, somnolencia, desasosiego, dolor muscular o calambres, fatiga muscular, hipotensión, oliguria, taquicardia y alteraciones gastrointestinales como náuseas o vómitos. Los pacientes con depleción grave de sodio y/o de volumen, como los que reciben dosis elevadas de diuréticos, pueden experimentar, en raras ocasiones, hipotensión sintomática después del inicio del tratamiento con Co-Vals 320 mg/12,5 mg. Así pues, la depleción de electrolitos y/o de volumen deberá corregirse antes de iniciar el tratamiento con Co-Vals 320 mg/12,5 mg. **Pacientes con insuficiencia cardíaca crónica grave u otras situaciones clínicas con estimulación del sistema renina-angiotensina-aldosterona** En pacientes en los que la función renal pueda depender de la actividad del sistema renina-angiotensina-aldosterona (p. ej. pacientes con insuficiencia cardíaca grave), el tratamiento con inhibidores del enzima convertidor de la angiotensina se ha asociado con oliguria y/o azotemia progresiva y en casos raros con fallo renal agudo. No se ha establecido el uso de Co-Vals 320 mg/12,5 mg en pacientes con insuficiencia cardíaca grave. Por tanto, no puede excluirse que debido a la inhibición del sistema renina-angiotensina-aldosterona la administración de Co-Vals 320 mg/12,5 mg también pueda estar asociada a alteración de la función renal. Co-Vals 320 mg/12,5 mg no debe utilizarse en estos pacientes. **Insuficiencia renal** No es necesario un ajuste de dosis en pacientes con insuficiencia renal con un aclaramiento de creatinina ≥30 ml/min (ver "Contraindicaciones"). Cuando Co-Vals 320/12,5mg se utilice en pacientes con insuficiencia renal se recomienda la monitorización periódica de los niveles de potasio sérico, creatinina y ácido úrico. **Transplante renal** Actualmente no se dispone de experiencia sobre el uso seguro de Co-Vals 320 mg/12,5 mg en pacientes que hayan sufrido recientemente un transplante renal. **Estenosis de la arteria renal** Co-Vals 320 mg/12,5 mg no debe utilizarse para tratar la hipertensión en pacientes con estenosis bilateral de la arteria renal o con estenosis de la arteria en pacientes con un único riñón ya que los niveles de urea en sangre y creatinina en suero pueden aumentar en estos pacientes. **Hiperaldosteronismo primario** Los pacientes con hiperaldosteronismo primario no deberían ser tratados con Co-Vals 320 mg/12,5 mg ya que el sistema renina-angiotensina está alterado por esta enfermedad. **Estenosis valvular aórtica y mitral, cardiomiopatía hipertrófica** Se recomienda especial precaución cuando se utilice Co-Vals 320 mg/12,5 mg en pacientes con estenosis aórtica o mitral, o con cardiomiopatía hipertrófica. **Insuficiencia hepática** Co-Vals 320 mg/12,5 mg no debe utilizarse en estos pacientes (ver "Posologia y forma de administración"). **Lupus eritematoso sistémico** Se ha observado que los diuréticos tiazídicos, incluyendo hidroclorotiazida, exacerban o activan el lupus eritematoso sistémico. **Diferencias étnicas** Valsartán es menos eficaz en la disminución de la presión arterial en pacientes de raza negra que en los de otras razas, posiblemente eso sea debido a la elevada prevalencia de niveles bajos de renina en la población negra hipertensa. **Embarazo** No se debe iniciar ningún tratamiento con Antagonistas de los Receptores de la angiotensina II (ARAII) durante el embarazo. Salvo que se considere esencial continuar el tratamiento con ARAII, las pacientes que estén planeando quedarse embarazadas deberán cambiar a un tratamiento antihipertensivo alternativo que tenga un perfil de seguridad conocido para su uso durante el embarazo. Cuando se diagnostique un embarazo, deberá interrumpirse inmediatamente el tratamiento con ARAII, y si procede, iniciar un tratamiento alternativo (ver "Contraindicaciones" y "Embarazo y lactancia"). **Otras alteraciones metabólicas** Los diuréticos tiazídicos, incluyendo hidroclorotiazida, pueden alterar la tolerancia a la glucosa y elevar las concentraciones séricas de colesterol, triglicéridos y ácido úrico. **General** Deberá tenerse precaución en pacientes con hipersensibilidad previa a otro agente antagonista del receptor de la angiotensina II. Las reacciones de hipersensibilidad a hidroclorotiazida son más probables en pacientes con alergia y asma. <u>**Interacción con otros medicamentos y otras formas de interacción**</u> *Otros agentes antihipertensivo*: Co-Vals 320 mg/12,5 mg puede aumentar el efecto antihipertensivo de otros agentes para disminuir la presión arterial. *Litio* Se han descrito aumentos reversibles de las concentraciones séricas de litio y efectos tóxicos durante el uso concomitante de litio, inhibidores de la ECA y/o diuréticos tiazídicos. No existe experiencia con el uso concomitante de valsartán y litio. Por tanto, se recomienda el control regular de las concentraciones séricas de litio durante el uso conjunto. de litio y Co-Vals 320 mg/12,5 mg. *Medicamentos que pueden aumentar los niveles de potasio o inducir hiperpotasemia* El uso concomitante de diuréticos ahorradores de potasio, suplementos de potasio, sustitutos de la sal que contengan potasio u otros medicamentos que puedan alterar los niveles de potasio (inhibidores de la ECA, heparina, ciclosporina), requiere precaución y monitorización frecuente de los niveles séricos de potasio (véase "Advertencias y precauciones especiales de empleo"). El componente tiazídico de Co-Vals 320 mg/12,5 mg puede dar lugar a las siguientes potenciales interacciones farmacológicas: *Medicamentos asociados con pérdida de potasio e hipopotasemia* (p. ej. diuréticos caliuréticos, corticosteroides, laxantes, ACTH, anfotericina, carbenoxolona, penicilina G, ácido salicílico y salicilatos): se recomienda controlar los niveles séricos de potasio si estos medicamentos deben prescribirse con la combinación de hidroclorotiazida-valsartán. Estos medicamentos pueden potenciar el efecto de la hidroclorotiazida sobre el potasio sérico (ver "Advertencias y precauciones especiales de empleo"). *Medicamentos afectados por alteraciones de los niveles séricos de potasio* Se recomienda un control periódico de los niveles séricos de potasio y del ECG cuando se administre Co-Vals 320 mg/12,5 mg junto con medicamentos que se ven afectados por alteraciones de los niveles séricos de potasio (p. ej. glucósidos digitálicos, antiarrítmicos) y medicamentos que inducen torsades de pointes (que incluyen algunos antiarrítmicos), siendo la hipopotasemia un factor de predisposición para las torsades de pointes. - Antiarrítmicos de Clase Ia (p. ej. quinidina, hidroquinidina, disopiramida), - Antiarrítmicos de Clase III (p. ej. amiodarona, sotalol, dofetilida, ibutilida), - Algunos antipsicóticos (p. ej. tioridazina, clorpromazina, levomepromazina, trifluoperazina, ciamemazina, sulpiride, sultopride, amisulpride, tiapride, pimozide, haloperidol, droperidol), -Otros (p. ej. bepridilo, cisapride, difemanilo, eritromicina i.v., halofantrina, ketanserina, mizolastina, pentamidina, esparfloxacino, terfenadina, vincamina intravenosa (i.v.)). *Glucósidos digitálicos* La hipopotasemia o la hipomagnesemia provocada por las tiazidas pueden presentarse como efectos indeseados, favoreciendo la aparición de arritmias cardíacas causadas por digitálicos. *Sales de calcio y vitamina D* La administración concomitante de diuréticos tiazídicos, incluyendo hidroclorotiazida, con vitamina D o con sales de calcio puede potenciar el aumento de los niveles séricos de calcio. *Medicamentos antidiabéticos (medicamentos orales e insulina)* Puede ser necesario un ajuste posológico de los medicamentos antidiabéticos. *Betabloqueantes y diazóxido* El uso concomitante de diuréticos tiazídicos, incluyendo hidroclorotiazida, con betabloqueantes puede aumentar el riesgo de hiperglucemia. Los diuréticos tiazídicos, incluyendo hidroclorotiazida, pueden incrementar el efecto hiperglucémico del diazóxido. *Medicamentos usados para el tratamiento de la gota* (probenecid, sulfinpirazona y alopurinol) Puede ser necesario un ajuste posológico de la medicación uricosúrica ya que la hidroclorotiazida puede elevar el nivel del ácido úrico sérico. Puede ser necesario aumentar la dosis de probenecid o sulfinpirazona. La administració concomitante de diuréticos tiazídicos, incluyendo hidroclorotiazida, puede aumentar la incidencia de reacciones de hipersensibilidad a alopurino *Agentes anticolinérgicos* (p. ej. atropina, biperideno): La biodisponibilidad de los diuréticos tiazídicos puede aumentar con los agentes anticolinérgicos debido a una disminución de la motilidad gastrointestinal y de la velocidad de vaciado del estómago. *Aminas presoras* (p. ej. noradrenalina, adrenalina El efecto de las aminas presoras puede disminuir. *Amantadina*: Las tiazidas, incluyendo hidroclorotiazida, pueden elevar el riesgo de efectos adverso debidos a la amantadina. *Resinas de colestiramina y colestipol* La absorción de los diuréticos tiazídicos, incluyendo hidroclorotiazida, disminuye e presencia de resinas de intercambio aniónico. *Agentes citotóxicos* (p. ej. ciclofosfamida, metotrexato): Las tiazidas, incluyendo hidroclorotiazida pueden reducir la excreción renal de medicamentos citotóxicos y potenciar sus efectos mielosupresores. *Agentes antiinflamatorios no esteroideo* Cuando antagonistas de la angiotensina II se administran simultáneamente con agentes antiinflamatorios no esteroideos (p. ej. inhibidores selectivo de la COX-2, ácido acetil salicílico a dosis > de 3g al día y AINES no selectivos) puede producirse una atenuación del efecto antihipertensivo. Además el uso concomitante de antagonistas de la angiotensina II y AINEs puede dar lugar a un aumento del riesgo de deterioro de la función renal incrementar los niveles séricos de potasio. Por ello se recomienda controlar la función renal al iniciar el tratamiento así como una adecuada hidratació del paciente. *Relajantes del músculo esquelético no despolarizantes* (p. ej. tubocuranina): Los diuréticos tiazídicos, incluyendo hidroclorotiazida potencian la acción de los derivados del curare. *Ciclosporina* El tratamiento concomitante con ciclosporina puede elevar el riesgo de hiperuricemia de complicaciones de tipo gotoso. *Tetraciclinas* La administración concomitante de tetraciclinas y diuréticos tiazídicos aumenta el riesgo de incremente de la urea inducido por tetraciclinas. Probablemente esta interacción no sea aplicable a la doxiciclina. *Alcohol, anestésicos y sedantes* Pued potenciarse la hipotensión postural. *Metildopa* Se han notificado casos aislados de anemia hemolítica en pacientes que recibieron un tratamient concomitante con hidroclorotiazida y metildopa. **Embarazo y lactancia** No se recomienda el uso de Antagonistas de los Receptores de l **Angiotensina II (ARAII) durante el primer trimestre del embarazo (ver "Advertencias y precauciones especiales de empleo"). Est contraindicado el uso de ARAII durante el segundo y tercer trimestre del embarazo (ver "Contraindicaciones" y "Advertencias precauciones especiales de empleo").** La evidencia epidemiológica sobre el riesgo de teratogenicidad tras la exposición a inhibidores de la EC durante el primer trimestre de embarazo no ha sido concluyente; sin embargo, no se puede excluir un pequeño aumento del riesgo. Aunque no ha datos epidemiológicos específicos sobre el riesgo que conlleva la administración de ARAII durante el embarazo, pueden existir riesgos similares par esta clase de medicamentos. Salvo que se considere esencial continuar el tratamiento con ARAII, las pacientes que estén planeando quedars embarazadas deben cambiar a un tratamiento antihipertensivo alternativo que tenga un perfil de seguridad conocido para su uso durante el embaraz Cuando se diagnostique un embarazo, deberá interrumpirse inmediatamente el tratamiento con ARAII y, si procede, iniciar un tratamiento alternativo Se sabe que la exposición a ARAII durante el segundo y el tercer trimestre induce fetotoxicidad humana (disminución de la función renal, oligohidramnios retraso de la osificación craneal) y toxicidad neonatal (fallo renal, hipotensión, hiperpotasemia). Si se produce una exposición a ARAII a partir de segundo trimestre del embarazo, se recomienda realizar una prueba de ultrasonidos de la función renal y del cráneo. Los lactantes cuyas madre hayan sido tratadas con ARAII deberán ser cuidadosamente monitorizados por si se produce hipotensión (ver "Contraindicaciones" y "Advertencias precauciones especiales de empleo"). Se desconoce si valsartán se excreta en la leche materna humana, aunque sí se excreta en la leche de las rata que amamantan. La hidroclorotiazida se excreta en la leche materna humana, por lo que se desaconseja el uso de Co-Vals 320 mg/12,5 mg durant la lactancia (ver"Contraindicaciones"). **Efectos sobre la capacidad para conducir y utilizar máquinas** No se han realizado estudios de los efecto de Co-Vals 320 mg/12,5 mg sobre la capacidad para conducir y utilizar máquinas. Al conducir o utilizar máquinas, debe tenerse en cuenta qu ocasionalmente puede aparecer mareo o fatiga. **Reacciones adversas Combinación a dosis fija** A continuación se enmmueran las reaccione adversas clasificadas por órganos y sistemas observadas más frecuentemente en los ensayos clínicos con valsartán e hidroclorotiazida frente placebo o procedentes de informes de casos individuales. Durante el tratamiento con Co-Vals 320 mg/12,5 mg pueden aparecer reacciones adversa debidas a la administración de solamente uno de sus componentes, a pesar de que no se hayan observado en los ensayos clínicos. Las reaccione adversas se ordenan según la convención MedDRA sobre frecuencia: muy frecuentes (≥1/10), frecuentes (≥1/100, <1/10), poco frecuentes (≥1/1.000 < 1/100), raras (≥1/10.000, < 1/1.000), muy raras (< 1/10.000), frecuencia no conocida (no puede estimarse a partir de los datos disponibles **Exploraciones complementarias** Poco frecuentes: Aumento de los niveles séricos de ácido úrico, aumento de la creatinina sérica y de la bilirrubina hipopotasemia, hiponatremia. **Trastornos cardiacos** Poco frecuentes: Dolor torácico. Raras: Hipotensión. Muy raras: Arritmia. **Trastornos de l sangre y del sistema linfático** Muy raras: Trombocitopenia, anemia. **Trastornos del sistema nervioso** Poco frecuentes: Mareo **Trastorno oculares** Poco frecuentes: Alteración visual **Trastornos del oído y del laberinto** Raras: Vértigo, acúfenos. **Trastornos respiratorios, torácicos mediastínicos** Poco frecuentes: Tos **Trastornos gastrointestinales** Frecuentes: Diarrea. Poco frecuentes: Náuseas, dispepsia, dolor abdomina **Trastornos renales y urinarios** Poco frecuentes: Micción frecuente. **Trastornos de la piel y del tejido subcutáneo** Muy raras: Angioedema erupción cutánea, prurito, vasculitis cutánea **Trastornos múscoloesqueléticos y del tejido conectivo** Poco frecuentes: Dolor en las extremidades lesión de los ligamentos, artritis. Raras: Mialgia, debilidad muscular. **Infecciones e infestaciones** Frecuentes: Nasofaringitis. Poco frecuentes Infecciones de las vías respiratorias altas, infecciones de las vías urinarias, infecciones virales, rinitis. **Trastornos generales y alteraciones en e lugar de administración.** Frecuentes: Fatiga, Raras: Hiperhidrosis, Muy raras: Hemorragia, edema, alopecia. **Trastornos del sistema inmunológic** Muy raras: Reacciones de hipersensibilidad y alérgicas, enfermedad del suero **Información adicional sobre los componentes por separado** La reacciones adversas previamente observadas con la administración de uno de los componentes de forma individual pueden ser reacciones adversa potenciales de Co-Vals 320 mg/12,5 mg, a pesar de que no se hayan observado en los ensayos clínicos realizados con este producto. **Valsartá** Poco frecuentes: astenia, dolor de espalda, conjuntivitis, depresión, epistaxis, insomnio, calambres musculares, sinusitis, vértigo. Raras: neuralgia Muy raras: artralgia, gastroenteritis. Los datos posteriores a la comercialización del producto muestran casos raros de angioedema, erupción cutánea prurito y otras reacciones alérgicas que incluyen enfermedad del suero y vasculitis. También se ha registrado casos muy raros de insuficiencia rena En algunos casos se intensificó temporalmente la insuficiencia renal previa. Se han observado elevaciones poco frecuentes de los valores de la funció hepática en pacientes tratados con valsartán. **Hidroclorotiazida** Se han observado las siguientes reacciones adversas en los pacientes tratados co diuréticos tiazídicos solos, incluyendo hidroclorotiazida, frecuentemente a dosis más elevadas que las contenidas en Co-Vals. Frecuentes: urticaria otras formas de erupción cutánea, pérdida de apetito, ligeras náuseas y vómito, hipotensión postural, impotencia. Raras: fotosensibilizació estreñimiento, diarrea, malestar gastrointestinal, colestasis intrahepática o ictericia, arritmias cardíacas, cefalea, mareos o aturdimiento, trastornos de sueño, depresión, parestesias, trastornos de la visión y trombocitopenia, a veces con púrpura. Muy raras: vasculitis necrotizante y necrolisis tóxic epidérmica, reacciones similares al lupus eritematoso cutáneo, reactivación de lupus eritematoso cutáneo, pancreatitis, leucopenia, agranulocitosis depresión de la médula ósea, anemia hemolítica, reacciones de hipersensibilidad, insuficiencia respiratoria incluyendo neumonitis y edema pulmona Trastornos electrolíticos y metabólicos (ver "Advertencias y precauciones especiales de empleo"). **Sobredosis** *Síntomas* Una sobredosis con valsartá podría producir una marcada hipotensión que podría dar lugar a una disminución del nivel de conciencia, colapso circulatorio y/o shock. Además, s pueden presentar los siguientes signos y síntomas debidos a una sobredosis por hidroclorotiazida: náusea, somnolencia, hipovolemia y alteracione electrolíticas asociadas con arritmias cardíacas y espasmos musculares. *Tratamiento* Las medidas terapéuticas dependen del momento de la ingestió y del tipo y gravedad de los síntomas, siendo de suma importancia la estabilización del estado circulatorio. Debe administrarse siempre al pacient una cantidad suficiente de carbón activado. Si se produce hipotensión, se colocará al paciente en posición supina y se administrarán rápidament suplementos de sal y de volumen. Valsartán no puede eliminarse por hemodiálisis debido a su fuerte unión a proteínas plasmáticas, pero l hidroclorotiazida sí puede depurarse por diálisis. **DATOS FARMACÉUTICOS Lista de excipientes** *Núcleo del comprimido*: Celulosa microcristalina Sílice coloidal anhidra, Crospovidona, Estearato de magnesio, *Recubrimiento:* Hipromelosa, Macrogol 4000, Talco, Dióxido de titanio (E171), Negr óxido de hierro (E172), Rojo óxido de hierro (E172), **Incompatibilidades** No procede. **Período de validez** 2 años. **Precauciones especiales d conservación** No conservar a temperatura superior a 30°C. Conservar en el embalaje original para proteger de la humedad. **Naturaleza y contenid del envase** Blísteres de Al/PVC/PVDC. 28 comprimidos recubiertos con película. **Precauciones especiales de eliminación y otra manipulaciones.** Ninguna especial. **TITULAR DE LA AUTORIZACIÓN DE COMERCIALIZACIÓN** Laboratorios Dr. Esteve, S.A., Avda. Mare d Déu de Montserrat, 221, 08041 Barcelona **NÚMERO(S) DE LA AUTORIZACIÓN DE COMERCIALIZACIÓN** 70.361 **FECHA DE LA PRIMER AUTORIZACIÓN/ RENOVACIÓN DE LA AUTORIZACIÓN** Enero 2009 **FECHA DE LA REVISIÓN (PARCIAL) DEL TEXTO** Enero 200 **RÉGIMEN DE PRESCRIPCIÓN Y DISPENSACIÓN** Con receta médica. **CONDICIONES DE PRESTACIÓN DEL SISTEMA NACIONAL D SALUD.** Financiado. Aportación normal **PRESENTACIÓN Y PRECIOS** Co-Vals 320 mg / 12,5 mg comprimidos recubiertos con película, envase d 28 comprimidos: PVP = 38.46 € PVP +IVA = 39.99 €. Con licencia de Novartis Farmacéutica S.A. Comercializado por **ESTEVE.**